der verlag
gesund&sein
bewusst unternehmen und leben

Irmgard Gottschling

Der Weg von der Angst zur Liebe

„Man sieht nur mit dem Herzen gut –
das Wesentliche ist für die Augen unsichtbar."

Antoine de Saint-Exupery
„Der kleine Prinz"

Jede der hier beschriebenen Behandlungs- und Therapieformen ist kein Ersatz für den Besuch eines Arztes oder Heilpraktikers, wenn ein ernstes gesundheitliches Problem vorliegt, sondern soll eine sinnvolle, ergänzende und vorbeugende Therapieform darstellen und Menschen zur Eigenverantwortlichkeit und zum Erkennen und Verändern (durch Annehmen und damit Auflösen) von Problemen führen. Jeder, der die hier beschriebenen Verfahren anwendet oder anwenden lässt, tut dies in eigener Verantwortung.

Inhaltsverzeichnis

Vorwort

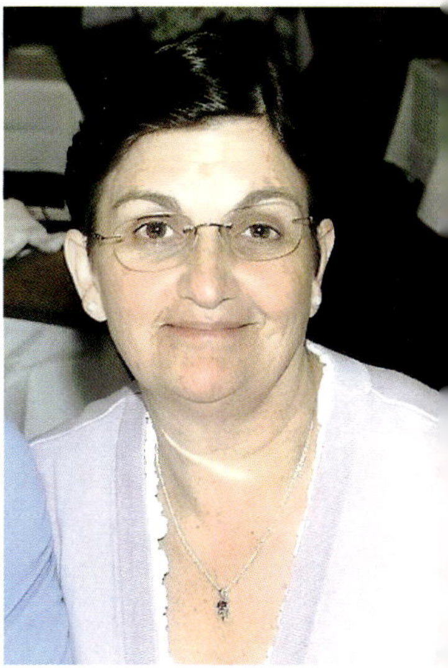

Ein Mensch zu sein und durch alle Erfahrungen eines Lebens hier auf dem dreidimensionalen Planeten Erde zu gehen, ist eines der am meisten herausfordernden Dinge, die ein Wesen zu tun „gewählt“ hat, abgesehen davon, dass es schwierig, schmerzvoll, wunderschön, unglaublich und einfach Ehrfurcht gebietend ist. Warum tun wir es dann? Vermutlich deswegen, weil es gerade all dies ist.

Ich glaubte früher, dass wir auf diese Welt als unbeschriebenes Blatt kamen; okay, ich hatte Unrecht. Wir scheinen hierher zu kommen mit einer Myriade von Erfahrungen aus früheren Leben, meist für unser Gedächtnis nicht abrufbar, plus eines unglaublich ehrgeizigen Programms von Dingen, die wir in dieser „Runde“ absolvieren wollen. Wir müssen dabei nicht unsere Geburt abwarten, um die Freude und die Sorgen, das Wachsen und den Schmerz auf dem Weg, den wir gewählt haben, zu erleben: von der Empfängnis an sind wir mitten in der Erfahrung.

Wenn wir das alles überlebt haben: die Geburt, unsere Familie, das Spießrutenlaufen unseres Erziehungssystems, das Rattenrennen der Arbeitswelt, und unsere oftmals schwerfälligen Beziehungsversuche, haben die meisten von uns, wenn nicht alle, verschiedene Wunden und Narben davongetragen. Einige von uns sind schwer geschlagen, nicht zu vergessen diejenigen, die auf dem Weg Seelenanteile und regelrecht Körperteile verloren haben.

Das Faszinierende daran ist, dass diese ganze Erfahrung auf dem Planeten Erde in ein Sicherheitsnetz aus Liebe gehüllt ist. Für jedes Problem und jeden Schmerz gibt es eine Lösung und Heilung. Wir sind nicht in all das hineingeworfen worden ohne all die Möglichkeiten, die wir brauchen, um durch und siegreich auf die andere Seite zu gelangen.

Während wir oft darin versagen, uns selbst und einander zu nähren, hört dieser Planet nie damit auf, uns zu nähren. Er gibt ständig und im Überfluss. Es gibt kein menschliches Bedürfnis, dem nicht begegnet werden kann. Leider bewegen wir uns hier ja meist in einem Gefühl der Bedürftigkeit, aber das ist absolut unnötig, noch ist es das Ziel dieser ganzen Erfahrung.

Mutter Erde hat uns so wunderbare Dinge zu geben und mit uns zu teilen, sie hält unser physisches Leben aufrecht, aber sie fasziniert, lehrt und erfreut ebenso unseren Geist. Das Wesentliche ist, dass sie alles hat, um die Wunden an Körper und Geist zu heilen, die wir auf unserer Reise erlitten haben, die selbst verursachten und die anderen.

In ihrem schönen und wunderbaren Leib bewahrt sie die Essenzen, welche die Balance wieder herstellen können, die wir auf unserem Weg verloren haben. Wenn wir uns mit der Reinheit und der Harmonie darin verbinden können, wird die ihnen innewohnende Liebe wieder zu unserer werden.

Es scheint so, als ob es Zeit wäre, heim zu gehen zu unserer Mutter – zur Mutter mit all ihrer Weisheit und ihren wunderbaren Arzneien. Die Essenz aus ihren Pflanzen und Kristallen ist immer schon für uns bereit gestanden, und viele alte Zivilisationen haben ihren Wert gekannt und sie effektiv genutzt. Wenn ich uns heute betrachte, meine ich, dass wir sie jedenfalls nutzen sollten, und dankbar wird uns Mutter Erde alles geben, was wir wollen und brauchen, liebend und ohne Vorbehalt.

Ihre Pflanzen und Kristalle sind für uns da und können uns in unserem Wachstum und unserer Heilung beistehen. Sie gibt sie uns alle aus tiefstem Herzen.

To Irmgard with love, Jan Primous, Seattle

Jan ist Heilerin, Reikimeisterin und Schamanin und lebt mit ihrem Seelenpartner, dem geistigen Lehrer und Schamanen Melvin in Seattle, Washington.

Einleitung

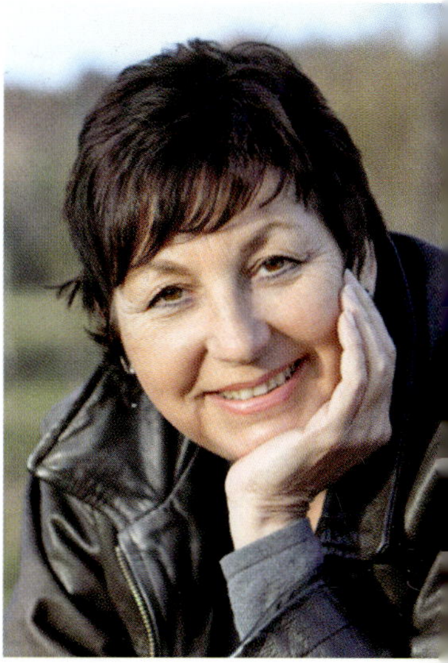

Was ist es, wonach wir alle suchen, ob es uns nun bewusst ist oder nicht?

Es ist unsere Rückverbindung (= religio) mit der Quelle, mit Gott, mit der Liebe – wie wir es nun nennen wollen. Wir haben uns in diesen vielen Jahrtausenden auf dem Planeten Erde immer mehr von der Liebe entfernt und uns immer stärker in die Angst begeben, die das Gegenteil der Liebe bedeutet. Und wo Angst ist, da gibt es kaum Möglichkeit, Wahrheit, Freiheit und Liebe wahrzunehmen oder zumindest nur ein Zerrbild davon, da Angst die Illusion der Trennung von Gott, unseren Mitmenschen und unserem Wahren Selbst erzeugt. Sie ist die Energie, die bei der Vertreibung aus dem Paradies entstanden ist, welches die Einheit mit dem Göttlichen und allem um uns bedeutete. Daraus entwickelten sich weitere Zustände von verminderter Lebenskraft wie Trauer, Widerstand, Wut, Festhalten (Gier und Neid) und viele Unterarten der Angst, durch die wir uns scheinbar immer weiter von der Liebe entfernten.

In dieser unserer Zeit entsteht jedoch ein immer stärkeres Bewusstsein für die Verirrungen der Menschheit. Wir können nicht mehr über weltweiten Hass, Verblendung, Selbstzerstörung und Zerstörung unseres Planeten und unserer Mitmenschen hinwegsehen.

Und genau jetzt erwacht in vielen Menschen eine starke Sehnsucht nach Frieden, Liebe, Rücksichtnahme und Rückkehr zu Demut und Mitgefühl zugunsten unserer benachteiligten Mitmenschen, also eine immer stärkere Erinnerung daran, wer und was wir eigentlich wirklich sind – ewige Wesen, die eine Erfahrung als Mensch auf dieser Erde machen und Gott in sich tragen. Wir haben scheinbar die Freiheit des Willens hier auf diesem Planeten. Das heißt aber nicht nur, dass wir die Wahl haben, als Mörder oder als Heiliger zu leben, sondern dass wir genauso die Verantwortung für alle unsere Entscheidungen tragen müssen, da jeder von uns ein untrügliches inneres Wissen um die Quelle des Lebens in ihm hat.

In Wahrheit ist das die einzige Wahl, und die haben wir in jedem Moment unseres Lebens: Lassen wir uns in das absolute Urvertrauen fallen und leben wir mit offenen Händen und Herzen, oder verschließen wir uns – aus Angst, Trauer, Schmerz, Wut und anderen lebensfeindlichen Zuständen heraus?

Jetzt ist die Zeit, in der wir uns entscheiden dürfen: Wollen wir alle die Energien der Angst so sehr verstärken, dass das „Experiment Erde" zum Scheitern verurteilt ist oder reißen wir das Ruder herum und entscheiden wir uns für die Liebe und Ganzheit allen Lebens? (Wobei wir davon ausgehen können, dass die Entscheidung bereits getroffen wurde...)

In Untersuchungen wurde festgestellt, dass Erfahrungswerte und Verhaltensmuster von Lebewesen Allgemeingut wird, sobald eine kritische Masse überschritten wird – benannt als die „Theorie vom hundertsten Affen". Sie besagt, dass, sobald eine bestimmte Verhaltens- oder Denkweise bei einer gewissen Anzahl von Lebewesen üblich wird, die eine so genannte „kritische Masse" überschreitet, diese Verhaltens- oder Denkweise zum Allgemeingut wird. Das nimmt uns alle in die Verantwortung und stellt uns aber auch wieder in die eigene Kraft, da jeder Mensch ein Baustein dieser Pyramide ist und vielleicht derjenige sein kann, der das Fass zum Überlaufen bringt – entweder in Richtung Angst oder in Richtung Liebe.

Wir sehen also, wie wichtig jeder einzelne ist, der sich für den Weg zur Liebe entscheidet!

Gemeinsam können wir diese Vision Wirklichkeit werden lassen, indem wir die Illusion der Trennung von der Quelle der Liebe in uns entschleiern und wieder als das zu leben beginnen, was wir alle in Wahrheit sind – und dann darf der Himmel auf Erden, in uns und um uns, entstehen.

Irmgard Gottschling, 2010

Was ist delila?

Ursprünglich war es meine Absicht, einfach nur eine Reihe von kombinierten Blüten- und Edelsteinessenzen zu den wichtigsten Themen, die uns Menschen bewegen und „im Griff haben“, zu schaffen. Es war mir ein Anliegen, dass die Themen der Essenzen und ihre Handhabung so einfach, klar und für jeden anwendbar wie irgend möglich sein sollten.

Daraus entstanden die 10 Lebensessenzen mit ihren Themen: Vertrauen, Lebensfreude, Im Fluss sein, Frieden, Loslassen, Selbstvertrauen, Kraft, Klarheit, Wahre Liebe, und als Ergänzung dazu für alle Notfälle seelischer und körperlicher Art im Leben die Essenz Mitgefühl. Im Jahr 2009 kamen dann noch die 4 Essenzen des „großen Lebens“ dazu, mit der Thematik Inneres Kind, Innerer Mann und Innere Frau und der Ganzheit, also dem Eins-Sein in allem.

Es stellte sich bald heraus, dass die Essenzen tief greifend wirkten und ich bekam viele positive Rückmeldungen. Das war aber erst der Anfang, da es sich zeigte, dass die Essenzen mehr bedeuteten; sie konnten wirklich Lebensbegleiter auf einem Weg sein, der uns hier auf dieser Erde von der Angst in die Liebe führt, oder anders ausgedrückt, von der Trennung in die Einheit.

Meine Erfahrung ist es, dass kein äußeres Hilfsmittel, also auch nicht die Essenzen, als eine Art „Dauerkrücke“ verwendet werden sollten, da nur tief gehende Schritte zur Weiterentwicklung wirkliche Veränderung möglich machen. Als Hilfe auf diesem Weg und als Erinnerung an Zustände und Gefühle, die uns aufzeigen, was unsere wahre Natur ist, können die Lebensessenzen jedoch sehr wertvolle Begleiter auf dem Weg zu dieser Liebe sein.

Eine der größten Irrtümer ist es, dass im Normalfall Emotionen und Themen etwas sind, was wir im Griff haben. Wenn das so wäre, könnten wir sie jederzeit ablegen oder „loswerden“. Die Wahrheit ist, dass uns unsere Muster fest im Griff haben und wir dadurch feststellen können, dass wir von nichts getrennt sind. Alle diese Emotionen sind in uns: Angst, Trauer, Blockaden, Wut; aber auch Selbstvertrauen, Kraft, Klarheit und Liebe. Indem wir diese Tatsache anerkennen, sollten wir auch erkennen, dass wir Teile von uns abspalten, wenn wir sie loswerden wollen. Deshalb möchte ich einen Weg vorschlagen, wie wirkliche Veränderung durch Integration unserer Schattenseiten geschieht – durch Erkennen und Annehmen dieser Seiten, denn ALLES möchte nur geliebt werden.

Wenn mir das nächste Mal Angst begegnet und ich vielleicht schon einen Ausweg bereit habe, um möglichst schnell wieder aus ihr heraus zu kommen, ein Vorschlag: Ich setze mich ruhig hin, begegne dieser Angst, und beobachte einfach, was sie mit mir macht. Was passiert in meinem Körper, in meiner Seele, in meinem Geist? Wo und wie spüre ich diese Angst? Indem ich das einfach nur beobachte, ohne es zu bewerten („ich will das nicht spüren, ich mag dieses Gefühl nicht“), verändert sich die Angst schon – und ich nehme dann vielleicht Vertrauen und Entspannung wahr – einfach nur die andere Seite davon, die genau so in mir ist. Die delila Lebensbegleiter verstärken, verankern und heilen dieses Gefühl und seine Auswirkungen in körperlicher und geistiger Hinsicht in mir dann immer mehr.

Wir wollen meist nur die schönen Seiten im Leben haben: Liebe, Reichtum, Erfolg, Freude, Freiheit usw. Alle diese Eigenschaften können jedoch niemals in ihrer wahren Gestalt in uns leben, wenn wir die „negativen“ Seiten in uns verleugnen oder so schnell wie möglich entfernen oder unterdrücken wollen. Schließlich sind wir auf dieser Erde, um das alles zu erfahren, ohne Bewertung, dass eines gut ist und das andere schlecht. Durch diese Erfahrung können wir erkennen, das wir das alles NICHT sind – nicht unser Körper, nicht unsere Gefühle und nicht unsere Gedanken.

Was macht beispielsweise Schmerz in mir? Er schneidet ins Herz, um es vielleicht endlich für Größeres zu öffnen. Er erfasst mich bis in die tiefsten Zellen, um mich aufzurütteln. Ich empfinde ihn nur deshalb als „Schmerz“, da ich diesem Gefühl Widerstand entgegen setze – ich will das nicht spüren! Dabei ist dieser Schmerz nur eine Abstufung von „Liebe“, die uns auf diese Art und Weise etwas erkennen lassen oder deutlich auf etwas hinweisen will.

Wenn ich aber „Ja“ dazu sage, dass Schmerz da ist (denn alles, was da ist, hat einen Sinn), wenn ich still in ihm bleibe und einfach nur schaue, was er mit mir macht, kann ich nach und nach die Bewertung dieses Gefühls in mir ändern und dann geschieht echte Transformation – ohne Anstrengung. Ich spüre auf einmal, dass der ehemalige Schmerz nur mehr als intensives Gefühl, als tiefste Berührung vorhanden ist.

Wir sollten endlich damit aufhören, Kampf „gegen etwas“ zu führen – Frieden in uns und Liebe in uns (und somit auch in der Welt) können nur dann entstehen, wenn wir alles annehmen: Das Licht und den Schatten, den Tag und die Nacht, die Angst und die Liebe – denn wenn wir nicht mehr polarisieren, hört die Bewertung auf und bedingungslose Liebe kann entstehen. Ich kann mich dann immer öfter ganz bewusst entscheiden und auch spüren, dass ich nicht Angst bin, sondern Vertrauen, dass ich nicht Bewertung bin, sondern Liebe, und das auch leben.

Wenn ich das wirklich er-lebt habe, dann weiß ich, was mit dem „Weg von der Angst zur Liebe“ gemeint ist: Es ist in Wirklichkeit kein Weg in der Zeit, sondern die Bereitschaft zur immer währenden tiefen Ehrlichkeit in jedem Moment und die Demut, alles in mir zu betrachten und anzuerkennen als das, was es ist. Es ist ein Weg, der nicht von mir aus zu einem imaginären Ziel führt, sondern ein Weg, der mich wieder zu mir selbst bringt: in mein Zentrum, dahin, wo ich wirklich und wahr bin.

Auf den ersten Blick sieht dieser Weg zu mir selbst aus wie ein Kreis, wie die Schlange, die sich in den Schwanz beißt („Uroborus“, ein uraltes Symbol). Wenn man jedoch genauer hinsieht, bildet er die Spirale, das Symbol der Evolution, die alles Leben zu einer Höherentwicklung führt. Ich kann nämlich nie mehr da landen, wo ich vorher war, da alles sich weiter bewegt und somit der Kreis sich nicht wirklich schließt. Er bewegt sich nur in der Vertikalen um „eine Etage höher“; das ist auch die Form unserer DNS, der Urform des Lebens in unseren Zellen – eine sich aufwärts drehende Spirale. Gleichzeitig dreht sie sich auch wieder nach innen, zurück zum Zentrum, in den Ursprung – und das ist das Geheimnis des Lebens, ausgedrückt auf der Rückseite der delila Lebenssymbole als Doppelspirale.

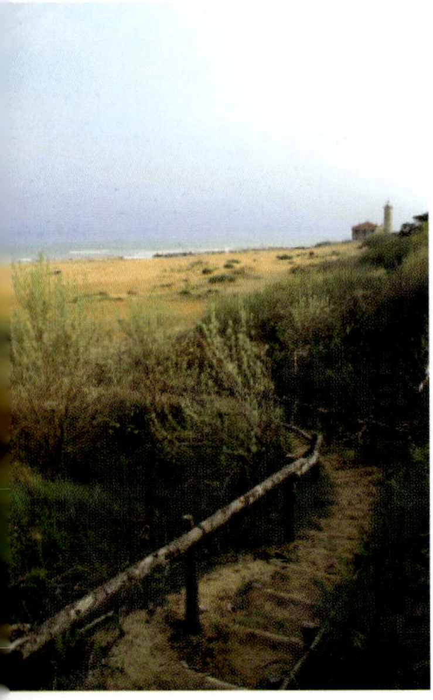

Wenn ich einen solchen Weg der „Bewusstwerdung“ für mich wähle, dann werden mir die Lebensessenzen und Lebenssymbole als Wegweiser und Lebensbegleiter zur Seite stehen können.

Wenn ich sie nämlich in und nach einem solchen Begegnen anwende, werden sie mir den Unterschied des Vorher-Nachher-Zustandes bewusst machen – und ich kann mich jeden Augenblick neu entscheiden, ob ich die Angst leben will oder das Vertrauen, die Wut oder den Frieden! Dabei können sie mir machtvolle Wegbegleiter sein, denn somit erlebe ich meine eigene Heilung.

Die Bedeutung des Namens „delila"

Der Name delila wurde von der Quelle in mir übermittelt. Zuerst einmal ist darin der Namen Gottes (deus) und die Bezeichnung göttlicher Natur- und Pflanzenengel, der devas, enthalten. Die Farbe lila ist zusammengesetzt aus rosa, der Farbe des Herzens, und violett, der Farbe der Transformation, und lila bedeutet das „göttliche Spiel der Erscheinungen" (Name aus den „Veden", der ältesten Quelle des Wissens der Menschheit).

Was aber auch noch wesentlich war, ist eine andere Bedeutung des Namens, die drei Schritte auf dem Weg von der Angst zur Liebe bezeichnete, nämlich:

demut – **li**ebe – **la**chen!

Mit der Kraft der drei Energien von demut, liebe und lachen wird es leichter, diesen Weg zu beschreiten und ihn als bewusster, verantwortungsvoller, kraftvoller Mensch zu vollenden.

Der tiefere Sinn dieses Weges legt auch nahe, dass ich jetzt nicht erwarten sollte, mittels der Lebensbegleiter möglichst schnell und endgültig von Angst, Trauer, Wut usw. befreit zu

werden, denn das kann in Wirklichkeit kein Mittel und kein Mensch für mich erledigen. Wenn mir aber klar wird, dass mir alles, was an Themen und Problemen vorhanden ist, eine Möglichkeit zur Selbsterkenntnis bietet und delila mir als Wegbegleiter zur Weiterentwicklung und Transformation dienen kann, dann lasst uns weitergehen.
Doch zuerst einmal: ich glaube nichts, ohne es in meinem Herzen zu prüfen! Wenn diese Worte darin einen Widerhall finden, dann darf ich mich auf die Reise in meine Angst, in meine Trauer, in meine Wut usw. begeben. Ich werde dabei herausfinden, dass sich diese Energien ganz anders darstellen und sich wirklich auflösen können, wenn ich ganz ruhig in Ihnen verweilen kann, wenn ich keinen Widerstand mehr dagegen habe und einfach anerkenne, was ist. Wenn ich sie zu mir zurücknehme, tief in mein Herz lasse, fühlen sie sich angenommen und verwandeln sich immer mehr in ihre lichte Seite.

Das ist der Weg, zu dem delila Mut machen möchte, der Weg zu sich selbst, zu dem, was ich in Wahrheit bin - die Gesamtheit, Schönheit und Einheit des Lebens.

Haben wir dabei „Mut zur Demut“: denn die wirkliche Bedeutung der De-Mut, diesem scheinbar altmodischen Begriff, ist: „Mut zu Gott“ (de-us) in mir! Dieser Mut bezeichnet die Hingabe an etwas, das viel größer ist als alles, was mein Ego, mein Geist (=im Sinne von Denken) mir jemals präsentieren kann. Was ich dafür bekomme, ist so unendlich größer und reicher als alles, was ich vielleicht bis jetzt gekannt habe. Im Austausch dafür muss ich allerdings meine alten Denkweisen, Muster und meine Anhaftungen loslassen. Dabei geschieht automatisch etwas Wunderbares: Das Göttliche ist dann die einzige wirkliche „Institution“, der ich mich beuge und deren

Willen ich erfüllen will und darf. Ich bin mir dessen bewusst, dass alleine diese Kraft mein Leben leitet; und das ist auch die Bedeutung hinter dem Gebet: „Herr, Dein Wille geschehe!“ Auf diese Weise erfahre ich mich so immer mehr in meiner Kraft als Schöpferwesen im Sinne der Quelle in mir und nicht aus meinem Ego, welches sie meist als Macht (über etwas und jemand) präsentiert. Dann darf das Leben sich durch mich ausdrücken und einfach fließen.

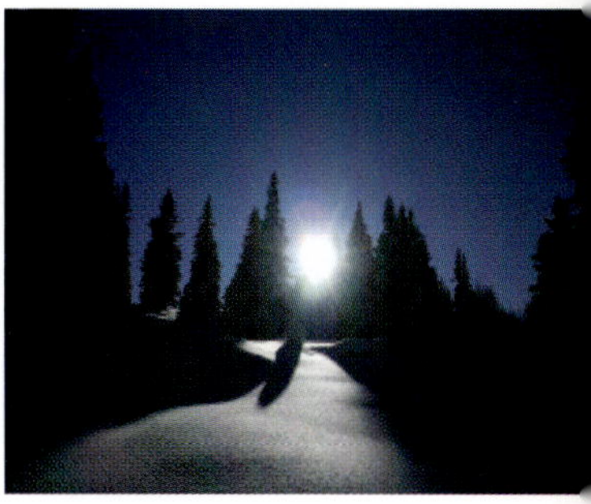

Der nächste Schritt ist ein Schritt in Liebe - was das im Moment auch für jeden einzelnen von uns bedeuten mag. Ich bin hier, um mich der Wahren Liebe, die ebenfalls nur ein Ausdruck für meine wahrhaftige Natur ist, zu nähern; der Liebe, die ich in meinem Ursprung eigentlich bin. Diese Liebe zu leben bedeutet, die Vollkommenheit in jedem Ding zu erkennen, den winzigen Diamanten, der in allem verborgen ist, sogar in Momenten, in denen ich nur Schrecken und Schmerz wahrnehmen kann, in denen aber immer eine große Chance zur Weiterentwicklung verborgen ist. Wenn ich erkennen kann, dass wahres Vertrauen nur entsteht, wenn ich mich wirklich geliebt fühle, ist der nächste logische Schritt der, mich zu fragen: wer oder was liebt mich am meisten, hat mich immer geliebt und wird mich immer lieben?

Das ist unbestritten Gott in uns, der (oder die oder das, wie ich es sehen will!) die Liebe selbst ist – ungeachtet dessen, wie ich mich verhalte und was ich anstelle. Von meinem Schöpfer werde ich bedingungslos geliebt und deshalb kann ich mich jederzeit vertrauensvoll in diesen Ursprung, in diese liebenden Hände fallen lassen. Das ist der Ursprung meines und jeden Seins.

Die wahre Liebe zu einem Menschen ist zutiefst mit der Achtung verbunden, mit der Achtung für das, was er ist, ganz ungeachtet seiner Eigentümlichkeiten und „Fehler". Wenn ich es schaffe, Gott in jedem Menschen zu sehen, ist die Achtung für ihn etwas ganz Natürliches und ich bin imstande, das Licht in ihm zu erkennen. Das bedingt zuvor jedoch noch etwas anderes: ich muss die Liebe zu mir selbst entdecken und in mir leben! Wenn mir das gelingt, erfahre ich mich als und in Liebe und brauche sie nicht mehr von außen, da es dann keinen Mangel daran gibt. Und das Spannende ist: durch das Gesetz der Resonanz werde ich ihr dann überall auch im Außen begegnen.

Der dritte Schritt wird vom Lachen bestimmt – was nichts anderes bedeuten soll, als dass ich alles, was mir begegnet, als das „göttliche Spiel" hier auf dieser Erde erkennen soll, durch das ich mich zurück zur Quelle in mir begebe. Leichtigkeit, ein Lachen, Frohsinn im Herzen unterstützen mich dabei viel besser als zu große Ernsthaftigkeit und Verbissenheit (was natürlich nicht mangelnde Tiefe bedeuten soll!). Von Wissenschaftlern ist inzwischen schon festgestellt worden, dass Lachen und ein frohes Herz Krankheiten und Disbalance oft besser heilen können als viele Medikamente.

Dieses Lachen bedeutet auch, dass alles, was hier geschieht und was wir inszenieren, von einer höheren Warte betrachtet wirklich das „Spiel des Lebens" ist. Wenn ich einmal erkannt habe, dass ich selbst kraft des göttlichen Funkens in mir dieses Spiel als mein eigener Regisseur gestalte, als mein eigener Schauspieler drin agiere und gleichzeitig auch alle Rollen selbst besetze, mündet diese Erkenntnis in einem befreienden Lachen – denn alles, was ist, ist somit eins, und es existiert nichts außerhalb von mir.

Das Lachen ermöglicht also, die Illusion zu erkennen, in der ich glaube, mich in der Getrenntheit zu befinden – und somit kommen wir zur letzten wesentlichen Bedeutung des Namens delila – de(liver) from lila – befreie aus der Illusion.

Diese Illusion war und ist es, in der Welt getrennt zu sein. Wir fühlen uns getrennt von der Quelle in uns, getrennt von unseren Mitmenschen und die meiste Zeit des Lebens alleine, statt all-eins. Und genau das hilft delila zu erkennen und zu verändern: dass diese Vorstellung die einzige große Illusion war, durch die wir uns ins Mensch-Sein begeben haben. Wenn wir uns dessen bewusst werden, dass wir niemals abgeschnitten waren vom Paradies, außer in unserer Vorstellung, ist die Illusion befreit und wir erleben uns als immer während gehalten, geborgen und geliebt - und von da an leben wir das auch als wahre, bewusste Menschen auf dieser Erde.

Die delila® Lebensessenzen

Was sind Blütenessenzen?

Blütenessenzen sind eine Form der Schwingungsmedizin. Alles um uns, in uns, wir selbst schwingen in bestimmten Frequenzen, mehr oder weniger dicht – das stellte jetzt auch die Quantenphysik fest. Wenn ein Mensch, ein Organ, ein Körperteil gesund ist, ist die Schwingung harmonisch; ist er jedoch krank oder auf irgendeine Weise „aus dem Lot", ist es auch seine Schwingung.

Diese Tatsache haben intuitiv schon vor langer Zeit Heiler, Weise und Wissende erkannt und auch immer passende Mittel gefunden, deren Frequenz das Ungleichgewicht wieder beheben konnte (z.B. Paracelsus, Hildegard von Bingen, Samuel Hahnemann, Edward Bach u. a.). Über unseren Energiekörper (Ätherkörper), in dem sich auch Meridiane und Akupunkturpunkte befinden, wirken Essenzen großteils auf den Emotionalkörper ein.

Edward Bach hatte nun durch viele Selbstversuche und seine Intuition herausgefunden, dass bestimmte Blüten genau die fehlende oder ergänzende Frequenz bei gewissen psychischen Spannungsbildern und auch körperlichen Symptomen hatten und sie dadurch, wenn man diese Schwingung auf ein Trägermaterial übertrug und dem Lebewesen dann eingab, die gesunde Frequenz wieder herstellen konnten. Das Trägermaterial mit den besten Speichereigenschaften ist gutes, energiereiches Wasser. Bei der Übertragung der Schwingung wirken somit alle Elemente mit:

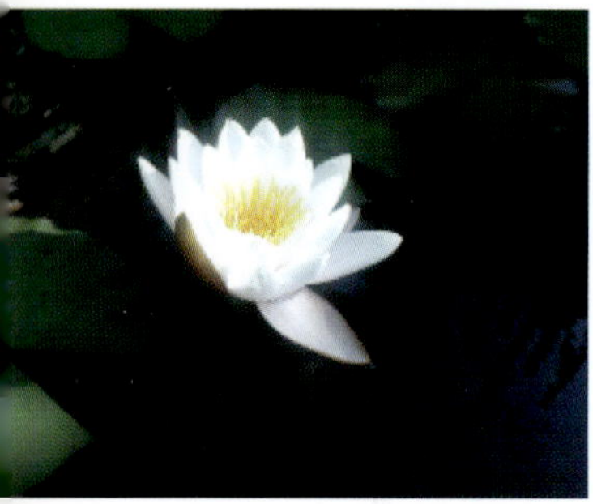

Die Blüte repräsentiert die Erde, das Wasser übernimmt die Information, die Luft um uns und das

Feuer in Form der Sonne gestalten den Prozess ebenfalls mit. An einer achtsam hergestellten Blütenessenz ist auch das feinste Element, der Äther, beteiligt, der das Göttliche in allem, die Energie des Himmels und der Erde und die innersten Wirkkräfte der Pflanzenwesen darstellt.

Die herrlich bunten Blüten und Blumen wirken alleine schon beim Betrachten durch ihre Farben, die zarten Formen und manchmal durch ihren lieblichen Duft heilend auf die Seele; und wenn man z.B. die Energie eines Gänseblümchens auf sich wirken lässt, kann man sich gut vorstellen, dass es Klarheit, Einfachheit und auch das Wissen darum, wer man ist, ausstrahlt und beinhaltet.

Unser aller Schöpfer sei Dank für diese wunderbaren Wesen der Natur und ihr Mitwirken an unserem Heil und unserer Gesundheit! Alleine mit diesem Wissen verdient es jede kleine Pflanze und jedes andere Wesen auf unserem Planeten, geliebt und geachtet zu werden für das, was es ist – denn wir haben schon oft vergessen, dass auch wir nicht ohne das Mitwirken aller dieser Geschöpfe unserer gemeinsamen Mutter Erde überleben können.

So sollten auch wir immer etwas in Dankbarkeit für die Gaben der Naturwesen zurückgeben, so wie es alle Naturvölker schon immer tun, da sie wissen, dass das eine nichts ohne das andere ist.

Was sind Edelsteinessenzen?

Gleich wie Wasser die Schwingung von Pflanzen in sich zu speichern kann, tut es das mit anderen Substanzen, wie beispielsweise mit Steinen.

Auch die Steinheilkunde hat eine lange Tradition; sehr lebendig ist sie und somit vielfach verwendet im Osten, in Indien und Tibet. Die ayurvedische Medizin ist ohne Anwendung von Edelsteinen schwer denkbar und auch in unseren Breiten machen immer mehr Menschen umfassende Erfahrungen mit der Wirkung von Heilsteinen. So wie Blüten einen flüchtigen Moment in einer relativ kurzen Lebensspanne ihres Daseins in voller Pracht erstrahlen, hatten Edelsteine zum Teil Jahrmillionen Zeit, sich unter Druck, Wärme und der Einwirkung der Elemente zu bilden. Sie bestehen buchstäblich aus kristallisiertem Bewusstsein und können mächtige Heiler sein, vor allem auch im physischen Körper, da sie durch ihre Schwingung Veränderung auf Zellebene anregen. Als dichteste Materie auf der Erde haben sie eine starke Resonanz und Wirkung auf unsere dichteste Ebene, den Körper und die Organe.

Indem man nun mit Hilfe der Edelsteine eine Essenz herstellt, wobei ihre Frequenz auf das Wasser übertragen wird, wird auch die Möglichkeit der Gedankenverstärkung aktiviert. Es können also „kristallisierte“, d.h. sehr festgefahrene Gedankenmuster durch eine richtig gewählte Essenz erkannt, gelockert und verändert werden. Edelsteine, Mineralien und Kristalle an sich sind ja, wie man von Computern her weiß, perfekte Informationsspeicher und –sender, und gehen so auch mit unserem Denken, unserer Mentalebene, in Resonanz.

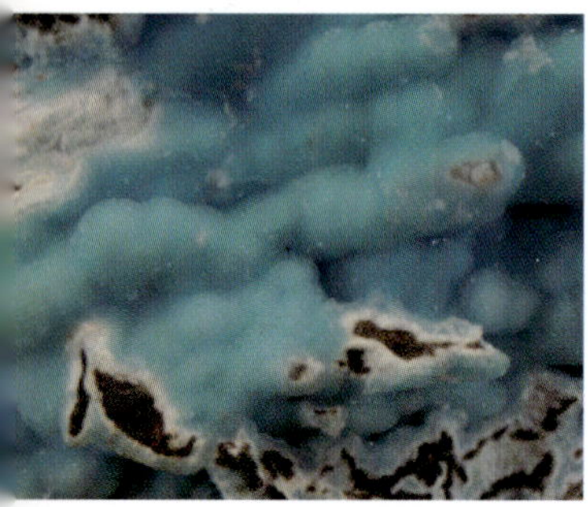

Sehr gut einsetzbar sind Edelsteinessenzen bei Körpertherapien und energetischen Behandlungen wie z.B. Akupunktur, Akupressur, Shiatsu, Fußreflexzonenmassage und anderen Therapien, da sie über den physischen und den Energie-Körper sehr gut wirken können. Auch zur Wirbelsäule haben sie einen starken Bezug, da die einzelnen Wirbel Verbindungen zu inneren Organen haben und Knochenstruktur generell sehr empfänglich für Schwingung ist.

Die beste Wirkung wird erzielt, wenn man Edelsteinessenzen nicht nur äußerlich anwendet, sondern sie vor allem auch einnimmt!

Je mehr sich der Mensch natürlich seiner Problematik, die mit der für ihn passenden Essenz zusammenhängt, bewusst wird und bereit ist, daran zu arbeiten und sie zu integrieren, desto leichter wird umfassende Heilung möglich sein. Wie wir wissen, folgt Energie den Gedanken und das bedeutet nichts anderes, als dass jeder Mensch für sein „Heilwerden" selbst verantwortlich ist.

Was sind Metallessenzen?

Das Leben im Menschen ist immer in Bewegung, ist ständig ein Fluss von Energie. Dieser Fluss kann mir etwas zuführen – strahlende Lebendigkeit und Flexibilität, z.B., oder er nimmt etwas weg, führt also zum Abbau. Metalle sind ein wichtiger Bestandteil in diesem Fluss. Als Träger von Mineralien und Spurenelementen im Körper sind sie wesentlich für die Erhaltung unserer Vitalität. Unser Organismus braucht Eisen, um Blut zu bilden, Gold ist wichtig für Stoffwechsel und Hormonproduktion, Silber wirkt antibakteriell und Kupfer schützt unseren Körper vor freien Radikalen.

Genauso wirkungsvoll sind Metalle in Form verschiedener Naturheilmittel, die es schon seit Jahrtausenden im Wissensschatz Heilkundiger gibt. Dabei wirken in ihnen nicht nur die materiellen Bestandteile, sondern besonders auch Informationen und Energie. Alles zusammen macht den Lebensfluss in Mensch und Tier aus und ist imstande, ihn reiner, stärker und beständiger zu machen. Metall-Essenzen oder „Magnete des Lebens“ sind Teil dieses naturheilkundlichen Schatzes. Sie haben ihren Ursprung in der alchemistischen Lehre, die von Hermes Trismegistos (Tabula Smaragdina Hermetis) begründet wurde. Metallessenzen wirken somit feinstofflich auf das Energiesystem des Menschen.

Was sind Lichtwässer?

Eine verblüffende Entdeckung, die die italienische Biologin und Wissenschaftlerin Dr. Enza Ciccolo bereits Anfang der achtziger Jahre gemacht hat, ist die der so genannten „Lichtwässer“. Sie stellte in umfangreichen Untersuchungen fest, dass gewisse Wässer (speziell aus Wallfahrtsorten) Eigenschaften aufwiesen, die „normales Wasser“, auch gutes Quell- und sogar Heilwasser, nicht besaß.

Diese Wässer hatten als Besonderheit eine Resonanz auf das ganze Lichtspektrum mit seinen sieben Frequenzen, einen Rechtsspin (rechtsdrehendes Wasser ist wirklich lebendiges Wasser!), und polarisierte Energie, die als kosmische Energie (auch als Orgon, Chi, Prana bekannt) bezeichnet werden kann. Nur Wässer, die diese drei Eigenschaften aufweisen, werden als Lichtwässer bezeichnet und haben starke Heilwirkung auf Lebewesen, was inzwischen durch viele Erfahrungswerte bestätigt und durch weitere Untersuchungen, wie an der Universität Mailand, untermauert wurde.

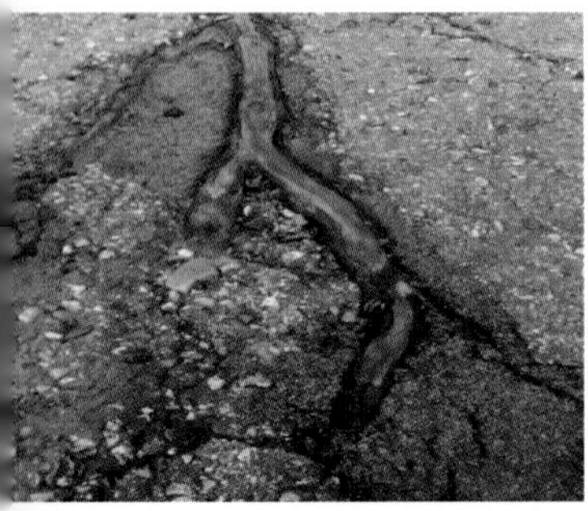

Lichtwässer haben die Eigenschaft, Bakterien-, Viren- und Pilz hemmend zu wirken, sie revitalisieren Mikroorganismen, die für unsere Gesundheit wesentlich sind, und Krankheitserreger verlieren ihre Aggressivität.

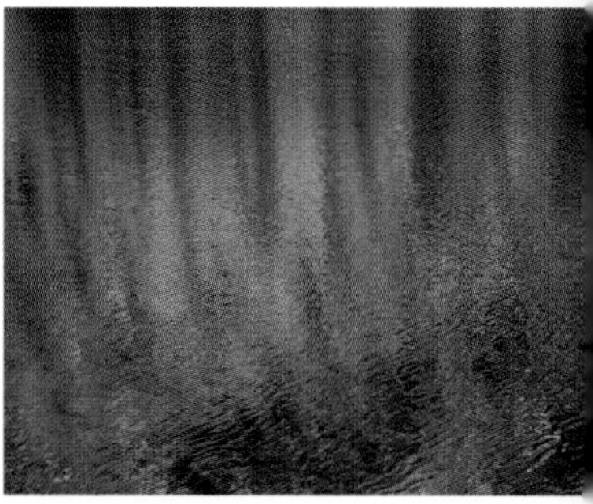

Die einzelnen Wässer haben noch dazu ganz spezielle Eigenschaften für Körper, Geist und Seele; es würde aber zu weit führen, sie alle zu erläutern. Ich möchte nur die fünf Basis-Lichtwässer und vier neu dazu gekommene mit Namen vorstellen: Es sind Lichtwässer aus Lourdes, Montichiari, Medjugorje, San Damiano und Fatima, ergänzt durch solche aus Santa Maria alla Fontana, Efeso, Guadelupe, und ein spezielles Kalium-Wasser, welches in Medjugorje nach Gebeten zur Gottesmutter Maria entstanden ist. Weiters hat ein als Lichtwasser neu definiertes den Weg zu mir gefunden – das aus „Chalice Well", einer Quelle in Glastonbury, dem einstigen Avalon. Diese Quelle entspringt in einem Hügel, in dem der Sage nach Josef von Arimathäa den Heiligen Gral (Chalice=Kelch) versteckt hatte.

Bei Interesse an näheren Informationen zu den Lichtwässern empfehle ich das sehr informative Buch von Gudrun Dalla Via: „Lichtwässer und ihre Heilkräfte", erschienen im AT-Verlag.

delila® Lebensessenzen
Blüten, Edelsteine, Metalle und Lichtwässer

Nachdem ich schon viele verschiedene Blüten- und Edelsteinessenzen hergestellt hatte, experimentierte ich mit kombinierten Essenzen und erkannte bald, dass sie sich perfekt ergänzten. delila Lebensessenzen gehen in Resonanz mit unserem Körperwasser (aus dem wir ja zu 70% bestehen) und dem Wasser in allem, was lebt, und mit unserem Körpermagnetismus.

Da Blütenessenzen speziell auf den Gefühls-(Emotional-) Körper wirken und Edelstein- und Metallessenzen den physischen, aber auch den Gedanken-(Mental-) und Energie-Körper harmonisieren, entsteht durch ihre Kombination eine umfassende Wirkung für Körper, Seele und Geist. Durch zusätzliche Energetisierung mit den Lichtwässern wurden die Essenzen eine wirklich abgerundete „Einheit“, die auf allen Schwingungsebenen unseres physischen Daseins und auch an der Entwicklung unseres Bewusstseins maßgeblich mitwirken kann.

Für mich stellte sich heraus, dass durch die Kombination der Lebensessenzen mit den verschiedenen Lichtwässern die Energetisierung und Kraft stark zunahm - somit dürfen wir zutiefst dankbar für dieses Gottesgeschenk sein. Gerade heute lernen wir immer mehr, die natürlichen Heilkräfte des Wassers zu schätzen und wieder zu entdecken. Niemand konnte bis jetzt etwas Größeres schaffen, als wir es in unserer natürlichen Umgebung vorfinden (so lange wir Menschen es nicht manipuliert haben!).

Bei der Beschreibung der einzelnen Lebensessenzen werde ich immer auch angeben, welche Lichtwässer zur Energetisierung verwendet wurden, sodass man sich bei Interesse daran in spezieller Literatur darüber näher informieren kann.

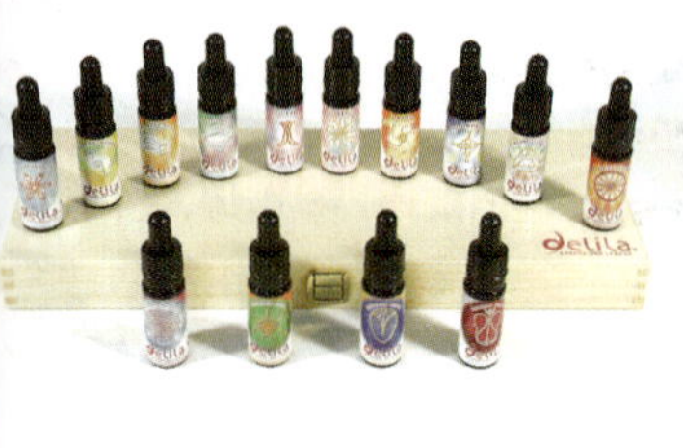

Diese weltweit absolut neue und einzigartige Kombination erlaubte eine breite Anwendung und einen tiefen Wirkgrad der Essenzen. Ich habe inzwischen überwältigend viele Rückmeldungen bekommen, dass sich Wirkungen auf allen Ebenen gezeigt haben. Wenn man z.B. die Essenz „Loslassen" einsetzt, kann sie sowohl Verdauungsprobleme, seelische Verhaftungen an Personen und Dinge und auch immer wiederkehrende Themen und Probleme lösen helfen (und das sind noch längst nicht alle Bereiche, in denen sie unterstützt).

Ebenso ganzheitlich wirken alle anderen Essenzen. Man braucht nur ein wenig über die Zusammenhänge der verschiedenen Lebensthemen mit Problemen auf den einzelnen Ebenen nachzudenken und wenn man wirklich bereit ist, hinzuschauen, kann man meist ganz gut die tiefere Ursache hinter den Problemen erkennen. Oft hilft auch die Einnahme der passenden Essenz dabei, Klarheit über die Hintergründe von Schwierigkeiten oder Krankheiten zu bekommen. So können diese leichter erkannt, verarbeitet und somit gelöst werden.

Was sich bei der Arbeit mit den Lebensessenzen herausgestellt hat, ist etwas sehr Schönes, worin man auch die „innere Intelligenz" von Naturheilmitteln erkennen kann: Je nachdem, ob das Hauptproblem des jeweiligen Menschen gerade auf seelischer Ebene liegt, z.B. eine depressive Verstimmung, oder eher die körperliche Ebene betroffen ist, z.B. durch Schlaflosigkeit, helfen die Essenzen vorrangig einmal auf dieser Schiene und berühren dann das dahinter liegende Thema (das vielleicht auf Glaubenssätzen und Mustern beruht und aus der mentalen Ebene stammt). Schließlich ist die körperliche Manifestation von Krankheit das letzte Glied in der Kette; denn zuerst bestehen mentale und seelische Knoten und Muster, die sich nach einer gewissen Zeit auf der Körperebene zeigen. Je tiefer die Heilung in den geistig-seelischen Bereich geht, desto gründlicher wird sie wirken.

Die Lebensessenzen ermöglichen mir also einen Weg zur leichteren Veränderung meiner Zustände wie Angst, Trauer usw., wobei mir aber klar sein sollte, dass ich mich durch verschiedene „Zwiebelschichten" durcharbeiten muss, um an meine Essenz, den Diamanten in mir, zu kommen. Ich kann natürlich jederzeit wieder die dafür passenden Essenzen anwenden und es wird sicher viel an Erkenntnis geschehen. Wenn ich wirklich den Weg von delila gehen möchte, der im Vorwort beschrieben wurde, kann ich dabei die „negative" Emotion zuerst bewusst erleben, einfach ohne Bewertung in ihr bleiben, sie als Teil von mir anerkennen und schauen, was sie mit mir macht.

Wenn ich dazu die passende unterstützende Essenz einnehme, werde ich die Erfahrung der „positiven" Seite dieser Energie in mir machen, ebenfalls mit allen oben beschriebenen Schritten. Sobald ich nun beide Seiten in mir bewusst erfahren habe, kann ich mich in meinem Leben immer öfter entscheiden, ob ich die Energien der Angst oder die der Liebe für mich wähle. Das ist es, was der Weg von delila - demut-liebe-lachen für uns alle sein kann - und das bedeutet wirkliche Transformation.

Die Bedeutung der delila® Lebensessenzen

Die Reihenfolge der Lebensessenzen ist keine zufällige. Jeder, der sich tiefer mit der menschlichen Natur und mit geistigen Gesetzen auseinandersetzt, weiß, dass es in Wirklichkeit auf dieser Welt nur zwei grundlegende Energien gibt, nämlich die Liebe und die Angst. Alle anderen Gefühle und Zustände sind Unterarten von jeweils der einen oder der anderen Grundschwingung.

Die Liebe ist das, was uns als göttliche, ewige Wesen als unser innerster Kern ausmacht, nach der wir in dieser Dimension immer streben und die in Wahrheit alles beinhaltet, was es gibt.

Liebe = Gott = Alles, was jemals war, ist und sein wird.

Der Widerpart dazu, die erste und grundlegende Energie der Trennung, des Falls aus dem Paradies, ist die Angst. Sie ist die Grundschwingung, mittels derer wir uns die „Hölle auf Erden" bereitet haben und noch bereiten; unsere wahre Natur ist Liebe, und so gibt es keine andere Hölle als die, die wir uns selbst schaffen.

Da Gott alles ist, was ist, ist natürlich auch die Angst in der Liebe enthalten; und da wir sie ja erfahren wollten, sollten wir sie nicht verurteilen oder bewerten, sondern ganz klar als Erfahrung sehen. Wir aber haben uns so sehr in diese Grundschwingung der Angst begeben, dass wir die Liebe dahinter nicht mehr erkennen können. Wir haben alles voneinander getrennt, wir leben die Dualität und polarisieren. Wir erkennen nicht mehr, dass Luzifer eigentlich der „Lichtbringer" (der die Dunkelheit ins Licht stellt und so sichtbar macht) war und haben ihn in unserer Realität zum Satan gemacht. Wenn wir jedoch erkennen, dass alle diese „Konstrukte", denn nichts anderes sind diese Vorstellungen, nur in unserem Denken, unserem Ego, unserem Hirn geschaffen wurden, werden wir vielleicht auch langsam verstehen, dass Einigkeit, Einheit und Versöhnung zuerst im Herzen stattfinden; dann erst können sie sich auch im Denken verankern und ausbreiten.

Wenn wir uns jetzt die Lebensthemen ansehen, können wir erkennen, dass ihre Qualitäten einen Bogen spannen von der

Angst, der Ur-Trennung, und ihrer verschiedenen Unterenergien wie Trauer, Blockaden und Wut, bis sie losgelassen werden können und sich dann zu Spielarten der Liebe entwickeln wie Selbstwert, Kraft, Klarheit und Mitgefühl.

Diesen Weg bewusst zu beschreiten und bereit zu sein, alle Lebensthemen in sich zu erkennen, zu durchgehen, anzuerkennen und somit zu transformieren, bedeutet, dass man in voller Verantwortung für sich selbst und in einem tief empfundenen „Ja" zur eigenen Entwicklung den Weg aus der tiefsten Angst zur höchsten Liebe beschreiten kann - den Weg in seine eigene Heilung und Wahrheit.

Inzwischen verbreitet sich die Erkenntnis immer mehr, dass so gut wie alle Krankheiten Hintergründe in seelisch-geistigen Bereichen haben und jeder Mensch, wenn er wirklich heil werden möchte, an der Wurzel seiner Probleme ansetzen muss und nicht die äußersten Äste abreißen sollte. Wenn uns einmal klar geworden ist, dass jede Krankheit darin wurzelt, dass wir uns scheinbar von Gott, den Mitmenschen und allem anderen, was uns umgibt, getrennt haben (denn in Wirklichkeit sind wir alle eins und nur verschiedene Ausdrucksformen dieses Einen), sollte unser höchstes Bestreben werden, wieder in diese Einheit zurückzukehren, welche die Liebe selbst ist. Eine wunderbare Hilfe auf diesem Weg können die Lebensessenzen sein – lebendige Begleiter auf dem Weg von der Angst zur Liebe in mir.

In Folge möchte ich die Hintergründe, die Energie und die Möglichkeiten der einzelnen Essenzen genauer beschreiben. Dabei weise ich darauf hin, dass beispielsweise bei der Angabe der Krankheitszustände und Probleme manche davon bei mehreren Essenzen angeführt sind, da Krankheiten ja oft als Auslöser verschiedene Probleme und Verhaltensweisen haben können. Wir nehmen die unterschiedlichen Auflistungen also als Möglichkeit, dass die tiefere Ursache unseres Problems vielleicht in „Angst" und „mangelndem Selbstwertgefühl" liegen könnte. Wenn ich dann keine Möglichkeit zum Austesten habe, welche Essenz gerade für mich passt, lasse ich mich entweder von meinem Gefühl leiten, welche die vorerst wichtigere für mich ist. Ich kann aber auch zwei Essenzen auf einmal nehmen, also z.B. „Vertrauen" morgens und abends und dazwischen „Selbstvertrauen" unter tags.

Ich möchte anschließend eine Übersicht über die wichtigsten Zuordnungen geben, die zu den einzelnen Essenzen getroffen werden können. Zuerst werden die physischen (körperlichen), psychischen (seelischen), und mentalen (geistigen) Krankheiten, Probleme und Verhaltensmuster zu den Themen genannt, danach die mögliche Veränderung durch die Essenzen, dann die Zusammensetzung und Wirkungsweise der Blüten, Edelsteine und Metalle und die Lichtwässer, welche die einzelne Essenz energetisieren. Schließlich fasse ich auch noch Erfahrungswerte mit den einzelnen Essenzen zusammen, die Anwender und Therapeuten damit gemacht haben Diese sollen einige Anregungen geben, uns aber in der persönlichen Anwendung der Essenzen nicht einschränken. Seien wir kreativ!

Diese Zuordnungen werde ich bei allen folgenden Essenzen treffen, so dass wir eine Art „Nachschlagewerk" bekommen.

Herstellung und Anwendung der Lebensessenzen

delila® Lebensessenzen werden von mir aus ausgesuchten Blüten aus meiner Umgebung, dem noch sehr intakten Umfeld meiner Kärntner Heimat, und aus energetisch hochwertigen Edelsteinen und teilweise aus reinen Metallen liebevoll und in Respekt und Achtung vor ihrer Einmaligkeit und ihrem Sein hergestellt.

Ich habe mich dabei für die klassische Methode nach Dr. Bach entschieden, wobei natürlich die Frage nach dem Pflücken und damit doch In-Kauf-Nehmen des Todes der Blüte im Raum stand. Nach Rücksprache mit meiner innersten Quelle wurde jedoch klar, dass der Tod ganz wesentlich zum Leben gehört und gerade für ein Schwingungsheilmittel auch das Thema „Werden und Vergehen - Geburt und Tod - Schöpfung und Zerstörung" ein nicht Unwesentliches ist. Denn wo nichts sterben darf, da kann auch nichts Neues entstehen. Bei diesem „Sich Hingeben" wird etwas Größeres frei, das höchste geistige Prinzip in der Blüte, welches uns somit ermöglichst, auch unser höchstes Potential zu erkennen und zu aktivieren. Außerdem gibt es da noch die Aussage eines weisen tibetischen Arztes, die ich sehr stimmig finde: „Die höchste Bestimmung einer Pflanze liegt darin, als Heilmittel zu dienen!"

Nach dem raschen Pflücken werden die Blüten vorsichtig in eine Glasschale mit gutem Wasser gegeben und für einige Stunden der Sonne ausgesetzt (manche Essenzen auch dem Vollmond). Die Vorgangsweise ist bei den Edelsteinen die gleiche, wobei ich diese aus dem ausgesuchten Fachhandel beziehe. Schließlich werden noch die passenden Lichtwässer hinzugefügt und die Lebensessenz ist geboren! Danach werden die Essenzen nach einer geistig übermittelten, speziellen Methode energetisch verstärkt und mit fassgelagertem Weinbrand, den ja auch Dr. Bach zur Konservierung vorschlug, haltbar gemacht.

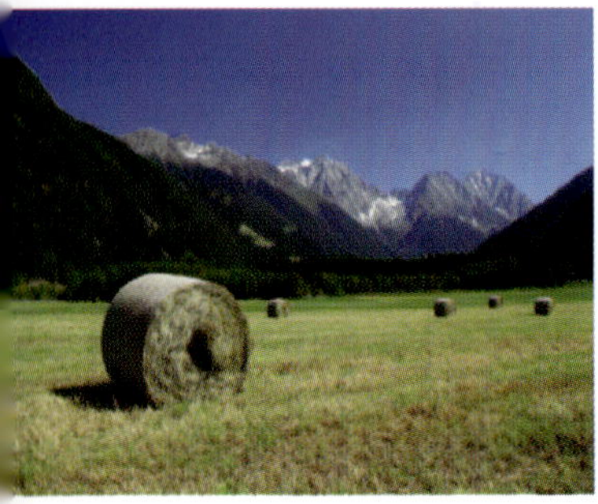

So helfen mir also alle fünf Elemente, die Erde (Blüten und Steine), das Wasser, das Feuer (die Sonne), die Luft und schließlich der Äther (das reine Bewusstsein) dabei, dass ich als Menschenkind so wunderbare Heilmittel entstehen lassen darf.

Schließlich werden die Essenzen in Handarbeit in hochwertige Dunkelviolettflaschen gefüllt, die den Inhalt optimal gegen Einflüsse und Störungen von außen schützen und auch durch ihre Farbe positiv-transformativ wirken. Dieses Dunkelviolettglas bietet absoluten Lichtschutz im sichtbaren Bereich, lässt aber die energiereichen Strahlen im Ultraviolett- und Infrarotbereich durch, sodass im Inneren der Flaschen ein hochenergetisches Milieu entsteht. Der Abbauprozess wird im Gegensatz dazu stark verzögert. In einem speziellen Elektrografieverfahren des deutschen Forschers Dr. D. Knapp wurde festgestellt, dass z.B. Spirulina-Algen in verschiedenen Verpackungen, wie Braunglas oder Kunststoff, nach vier Wochen einen wesentlichen Energieabfall hatten, im Dunkelviolettglas jedoch ein starkes und dynamisches Energiefeld behielten.

Zur Anwendung der Lebensessenzen ist zu sagen, dass sie eine starke Wirkung durch die innerliche Einnahme entfalten, u. zw. hat sich eine Dosierung von 2-3 täglichen Gaben zu jeweils meist 3 Tropfen als die häufigste Indikation erwiesen. Wenn man sich über die passende Essenz nicht ganz sicher ist, gibt es mehrere Möglichkeiten, diese herauszufinden: entweder durch Austesten mittels Kinesiologie, Pendeln oder andere energetische Methoden, durch intuitives Ziehen aus der Reihe aller Essenzen (das sollte der Anwender selbst machen!), oder nach einem therapeutischen Gespräch, das die Hintergründe unserer Probleme aufdecken kann.

Meist stellt sich dann eine gerade passende Essenz heraus. Es kann aber auch sein, dass mehrere verschiedene Themen so parallel laufen oder miteinander verwoben sind, dass die beste Wirkung bei der Anwendung einer Mischung der für dieses Thema passenden Essenzen erreicht wird. Das alles ist eine Frage der Sicht und kann am besten mit geschulten delila Behandlern herausgefunden und in speziell von ihnen erlernten Behandlungen und Empfehlungen umgesetzt werden.

Zusätzlich unterstützend können auch Anwendungen in Form der delila Aurasprays oder der Roll-On´s sein, in denen sich neben den Essenzen auch wertvollste, naturreine ätherische Öle befinden. Damit bringt man die Information der Essenzen und Öle in sanft duftender Form ins Energiefeld ein – als kombinierte Essenzen- und Aromatherapie höchst angenehm und wirkungsvoll! Auch durch weitere Produkte von delila lassen sich diese Prinzipien perfekt umsetzen.

In einem Genuss-Bad mit ca. 7-11 Tropfen der Essenz(en) im Badewasser (nach Wunsch auch mit ätherischen Ölen oder Kräutern kombiniert), in Körpermilch, Cremes oder Duschlotionen oder bei äußerlicher Anwendung in Massageöl oder ähnlichem sind die Essenzen wunderbar anwendbar. Bei empfindlicher Haut empfehle ich, sie mit etwas gutem, kalt gepresstem Pflanzenöl oder Rosenwasser zu mischen und erst dann aufzutragen. In Untersuchungen der Universitäten in Graz und Ljubljana wurde festgestellt, dass beispielsweise speziell Hanföl als Trägeröl für Essenzen diese sehr tief ins Gewebe einbringen kann.

Sehr gut wirken die Essenzen auch äußerlich, wenn sie ein Therapeut ganz gezielt bei bestimmten Problemen auf die entsprechenden Körperzonen, Meridiane, Akupunkturpunkte, Schmerzstellen usw. aufträgt. Bei Verspannungen in Rücken oder Nacken z.B. kann die Essenz „Loslassen“ sehr gut wirken, oder man reibt Fußreflexzonen bei einem verkrampften Magen mit delila 1 „Vertrauen“ ein, die Herzgegend und den Solarplexus vielleicht mit delila 6 „Selbstvertrauen“, Wasseransammlungen oder Wasserstau im Körper beispielsweise mit delila 3 „Im Fluss sein“ usw. Mit etwas Einfühlungsvermögen in Bezug auf die jeweiligen Themen, die sich im Körper fest gesetzt haben, kann man über die Körperebene einiges mit den Essenzen in Gang setzen.

Ich möchte jeden natürlich trotzdem ermutigen, an seinen tiefsten Themen dran zu bleiben und nicht immer eine schnelle Lösung seiner Probleme zu erwarten (die in Wirklichkeit keine dauerhafte Wirkung bringen wird, wenn das Thema noch nicht in der Tiefe befreit ist), sondern den Weg zu gehen, den ich im vorigen Kapitel geschildert habe. Bei akuten Problemen oder der tiefsten Bereitschaft, das zugrunde liegende Muster zu betrachten, können die Lebensessenzen sehr rasch helfen und effektiv zur Lösung beitragen.

Wenn ich hier von Therapeuten, Anwendern usw. spreche, tue ich das der Einfachheit halber in der noch immer gebräuchlicheren männlichen Form: alle weiblichen Wesen sind natürlich ebenfalls herzlich angesprochen (wir wissen ja, dass in allem Männlichen das Weibliche verborgen ist und vice versa!)

---

* Zu den ätherischen Ölen (gilt auch für alle weiteren Erwähnungen derselben im Buch!): Bitte beachten, dass einige Öle nicht angewendet werden dürfen bei Kindern, in der Schwangerschaft und Stillzeit und bei bestimmten Krankheiten wie Epilepsie. Im Zweifelsfall sollte ich mich in Fachliteratur informieren und jedenfalls ätherische Öle nur sehr gering dosiert anwenden!

Was sind Symbole?

In allen Kulturen war das Wissen um Symbole vorhanden und meist zutiefst spirituelles, teilweise wirkliches Geheimwissen. In der Heiligen Geometrie, die von der Erschaffung der kleinsten Zelle bis zu Formationen im Universum alles durchzieht, liegt die Quelle dafür, dass diese Symbole auch sehr stark energetisch wirken, wenn sie das göttliche Maß beinhalten.

Verschiedene Formen, Farben, Töne und Worte wie beispielsweise Mantras haben spezielle Schwingungen. Alle wirken dadurch in irgendeiner Weise auf ihre Umgebung ein. So weiß man auch von Symbolen und Formen, dass sie ganz spezifische Energien haben und dadurch transformierend wirken.

Auch der japanische Forscher Masaru Emoto hat mit seinen Fotografien von gefrorenen Wasserkristallen gezeigt, dass positive Emotionen, Worte und Musik ganz andere, , harmonischere Muster und Formen in den Kristallen erzeugen als negative. Das bedeutet, dass es in allem innere Schwingungs- und Ordnungsmuster gibt, die entweder Resonanz mit dem Schönen und der Wahrheit ausdrücken können oder Dissonanz.

Alle unsere Körperzellen und Strukturen haben diese Schwingungs- und Ordnungsmuster, die entweder klar und harmonisch oder verzerrt und disharmonisch sein können - je nachdem, ob diese Zelle heil und gesund ist oder nicht. Gewisse Frequenzen können deshalb auch die natürliche Ordnung wieder herstellen, indem sie die Zellen und ihr Bewusstsein daran „erinnern".

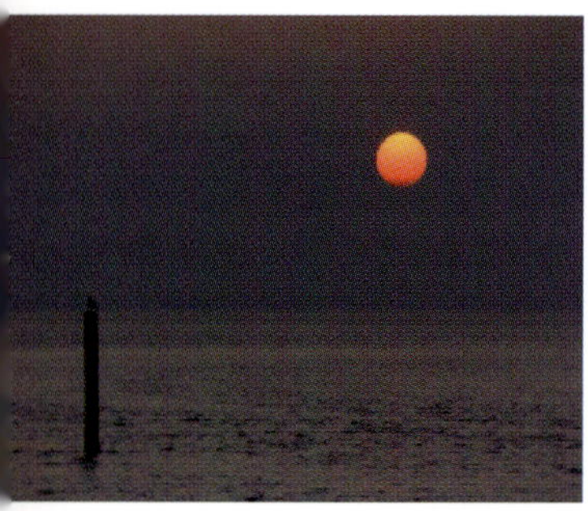

Wie und warum wirken Symbole?

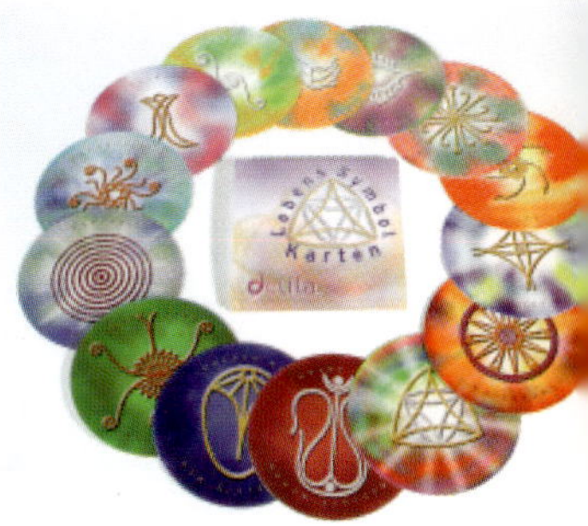

Im vorigen Jahrhundert erforschte der italienische Neurologe Prof. Dr. Giuseppe Calligaris ein weit verzweigtes energetisches Empfangs- und Sendesystem auf und direkt unter der Haut (ca. 0,5-1 mm), das Informationen aufnehmen und über ein neuronales Netz weitergeben kann. Nun wirkt jeder Strich, der gezogen wird, mit Plus- und Minuspol wie eine Antenne, und gezeichnete Formen beeinflussen durch ihre spezifische Frequenz die Kommunikation der Zellen und die Harmonie im lebenden Organismus. Schon Mächtige, Weise und Schamanen aller Zeiten wussten um diese Tatsachen und wendeten sie an, um universelle Energien zu bündeln, und auch der Wiener Bioresonanzforscher Erich Körbler machte unzählige Versuche, in denen sich die Wirkungen von Symbolen und Zeichen auf der Haut durch Erfahrung bestätigen ließ. Diese Erkenntnisse ließ er in die NEUE HOMÖOPATHIE einfließen, mit der er große Heilerfolge hatte.

Wie wirken nun geometrische Zeichen bzw. Symbole, wenn sie auf die Haut oder ein anderes Trägermedium aufgetragen werden?

Jeder Strich (Vektor) wirkt im feinstofflichen Bereich wie eine Antenne. Dabei wird kein Metall benötigt, lediglich der Leitwertunterschied zwischen zwei Medien, z.B. einem Filzstift, einer Farbe und einem Blatt Papier (oder der Haut) ist dabei ausreichend. Wenn Energie von außen auf einen Vektor trifft, so wird ein elektromagnetisches Feld mit bipolarer Spannung aufgebaut. Die beiden Enden eines Striches sind demnach immer unterschiedlich geladen (positiv und negativ).

Die Strichkombinationen wirken wie Schaltelemente, welche in der Lage sind, eine für uns unverträgliche, von außen auf unser Biosystem treffende Schwingung so zu verändern, dass sie für uns verträglich wird.

All dies gilt nicht nur für den menschlichen und tierischen Organismus, sondern auch für jedes lebende Feld, also Landschaften und Räume.

delila Lebenssymbole –
Heilige Geometrie und pulsierende Farben

Nachdem die Lebensessenzen schon vor einer Weile das Licht der Welt erblickt hatten und schon angewendet wurden, bekam ich von meiner göttlichen Führung ein weiteres Geschenk als Ergänzung zu den Essenzen: Die 10 Lebenssymbole.

Sie sind Symbole, die einerseits als Energieverstärker für die Essenzen gedacht sind, andererseits auch unabhängig davon mit tief greifender Wirkung angewendet werden können.

Die Lebenssymbole ergänzen, verstärken und bereichern also die Energie der Lebensessenzen durch ihre jeweilige Schwingung. Sie gehen sehr stark mit der elektrischen Ebene in uns in Resonanz, senden sanfte Impulse direkt an jede Zelle und strahlen sie so auch an die Umgebung ab. Durch sie werden wir bis in unser Innerstes an die ursprüngliche Frequenz von

- Vertrauen und Entspannung,
- Lebensfreude und Lebenskraft,
- Im Fluss Sein und Hingabe,
- Frieden und inneren Reichtum,
- Loslassen und Befreien,

- Selbstwert und Selbstvertrauen,
- Kraft und Mut,
- Klarheit und Konzentration,
- Herzensfreude und Wahre Liebe und
- Mitgefühl und Segen

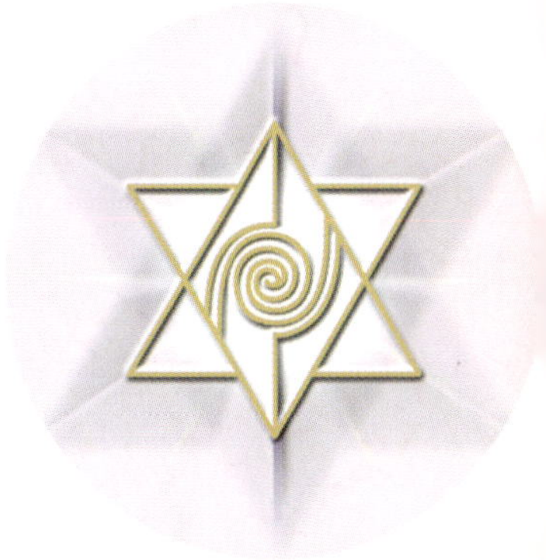

erinnert, und wir haben dadurch die Möglichkeit, diese Energien in uns wieder stärker lebbar und anwendbar werden zu lassen.

Zu den ursprünglichen 10 Symbolen kamen später noch die vier neuen:

- Das innere Kind
- Der innere Mann
- Die innere Frau und
- Die Ganzheit

- aber davon später!
Die Heilige Geometrie, aus der die Formen der Lebenssymbole entstanden sind, wird von manchen auch versteckte Geometrie oder hermetische Geometrie genannt.

Sie beschäftigt sich mit dem, was hinter dieser physischen Existenz steckt. Wenn wir uns Kristalle, Metalle und organische Zellen anschauen, stellen wir fest, dass sie sich alle ohne Ausnahme auf bestimmte geometrische Körper zurückführen lassen.

Auch die einzelnen Farben auf den Karten und Tattoos haben eine spezifische Frequenz, die perfekt mit dem jeweiligen Thema harmoniert, und wirken zusätzlich über den Sehsinn ausgleichend und balancierend. Blau z.B. wirkt beruhigend und entspannend, Grün harmonisierend und ausgleichend und rot aktivierend und belebend usw.

Lebenssymbole einer höheren Ordnung (wie delila) sind in ihrer Wirkung auf die unmittelbare Umgebung hoch effizient, da sie ein umfassendes Maß an Harmonie herstellen können. Dadurch vermitteln sie Einheit, Ganzheit und Selbstheilung in Menschen, Tier und Umwelt!

Die Bedeutung der Lebenssymbole

delila Lebenssymbole repräsentieren unsere innere Wahrheit in Form von geometrischen Zeichen. Als „Schlüssel des Lichts" öffnen sie unsere Zellen und unser tiefstes Bewusstsein wieder für diese Wahrheit, die der oberflächliche Verstand schon ziemlich vergessen hat.

Sie wirken durch die spezielle Frequenz der Symbole und Farben auf den Ätherkörper (die nächste „Hülle" nach unserem physischen Körper) ein und transportieren so die jeweilige Energieinformation sowohl in unseren physischen, emotionalen und mentalen Körper als auch bis in die Zellstrukturen. So sind sie imstande, sowohl an Mensch, Tier und Pflanze als auch an die Raumenergie (Lichtquanten) um uns spezifische Informationen abzugeben, die dabei helfen, den ursprünglichen Zustand von Liebe, Frieden, Energie, Klarheit, Entspannung usw. wieder herzustellen. Das Arbeiten mit delila Lebenssymbolen bedeutet auch das Nutzen intelligenter Energien durch mehrdimensionale Formen, die auf Zeichen und Farben basieren.

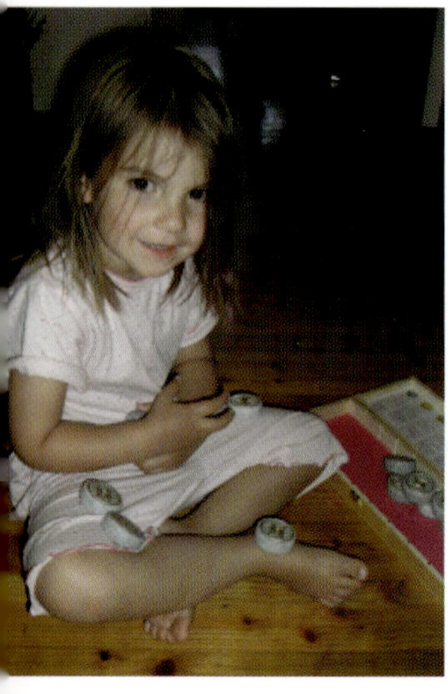

...wie man sieht – kinderleicht!

Das vordere Symbol auf jeder Karte, den Tattoos oder anderen Trägern der Symbole stellt das „Imprint“ (die Prägung) dieser Information dar, trägt also die Energie des spezifischen Themas als Frequenz in sich.

Das Zeichen auf der Rückseite der ersten 10 Symbole, der Sechsstern, ist zusammen mit der Doppelspirale in seiner Mitte ein „Perpetuum mobile“, sich immer wieder selbst erneuernde Energie sowohl aus dem Kosmos als auch aus unserer Mutter Erde, der Terra Gaia, die das Symbol auf Dauer wirken lässt und wie ein Motor dafür wirkt. Dieses Symbol ist dreidimensional angelegt und birgt so die Energiequalität der Merkabah, unseres Lichtkörpers, in sich. Die Doppelspirale strahlt skalare Wellen nach beiden Seiten des Basis-Symbols aus und energetisiert so das Symbol auf der Vorderseite noch stärker.

Die delila Lebenssymbole tragen die unterschiedlichen Frequenzen des wahren, bewussten, heilen Menschen in sich und erinnern jede Zelle in uns daran. Das bedeutet Bewusst-Werdung, und nur diese Bewusst-Werdung kann uns und unsere Mitwelt zutiefst heilen. Wenn sich jede Zelle in uns daran erinnert, was die Qualitäten des „Wahren Menschen“ ausmachen, werden wir miteinander und mit unserer Umwelt respektvoll, vertrauensvoll, liebevoll und friedvoll umgehen. Um bei der Verwirklichung solcher Menschen und einer solchen Welt mitzuwirken, wurde delila erschaffen.

So sind die Lebenssymbole eine wunderbare Möglichkeit, noch weit reichender und tiefer zu gehen als mit den Essenzen alleine.

Anwendung der Lebenssymbole

Wie ich schon oben dargestellt habe, geben die 14 Lebenssymbole Informationen weiter, auf die lebendige Strukturen reagieren, d.h., es können Pflanzen, Tiere, Menschen und alles, was Bewusstsein hat, davon geprägt werden. Speziell auch Wasser, aus dem wir alle zum Großteil bestehen, hat eine starke Resonanz auf die Schwingungsmuster der Lebenssymbole. Dabei möchte ich erwähnen, dass die Symbole des „großen Lebens“ gesondert im Kapitel „Die vier neuen Lebenssymbole“ ab Seite 138 beschrieben werden.

Wir können also die Karten und Wandelsteine bzw. Energy-Sets dazu verwenden, Wasser mit der Schwingung beispielsweise des Lebenssymbols 1 zu informieren. Dadurch lädt es sich mit den Qualitäten von Vertrauen und Entspannung auf. Ich kann es dann trinken (verstärkt noch eventuell mit einigen Tropfen der Lebensessenz 1), gestresste Pflanzen beispielsweise nach dem Umtopfen oder nach Platzwechsel gießen, es ängstlichen oder angespannten Tieren zu trinken geben usw.

Eine andere Möglichkeit ist, die Symbole in einem Raum aufzulegen, in dem z.B. Stress, Angst oder Anspannung herrschen. Bei dem Auflegen eines Symbols sollte ich dieses möglichst in der Raummitte platzieren, da die Energie sich spiralförmig nach außen bewegt. Ich kann auch mehrere Symbole im Raum verteilen, wobei sehr kraftvoll ein Dreieck wirkt (wenn möglich, ein einigermaßen gleichseitiges!). So kann ich in einem Raum beispielsweise eine Atmosphäre von Entspannung, Frieden und Klarheit herstellen, indem ich die Lebenssymbole 1, 4 und 8 in einem Dreieck auflege. Ich werde in Folge noch einige Kombinationen für bestimmte Zwecke vor schlagen; benutzen wir aber auch unsere Kreativität und

Intuition für eigene Setzungen!

Weiters kann man die Symbole bei physischen oder emotionalen Problemen am Körper auflegen oder anbringen, am besten in Form der Karten oder der Baby- oder Mini-Wandelsteine oder der Life Energy Tattoos: bei Angst und Anspannung z.B. auf dem Magen; für Klarheit und Konzentration am besten bei geschlossenen Augen auf die Stirn; oder beim Lernen oder geistigen Arbeiten am Arbeitsplatz. Wenn ein Kind ängstlich ist und nicht einschlafen kann, gibt man das Lebenssymbol 1 unter das Bett, am besten unter die Matratze auf den Lattenrost, und lässt es für eine Weile (das können Tage oder Wochen sein) dort, bis sich die Situation geändert hat. Natürlich kann diese Energie noch verstärkt und ergänzt werden durch weitere Symbole, die zum Thema passen oder spezifisch abgestimmt werden!

Es ist auch möglich, die entsprechende Energie-Information einer anderen Person zu übermitteln, indem man auf das passende Symbol (oder in die Mitte mehrerer Symbole) entweder einen Zettel mit dem Namen der Person legt oder ein Bild von ihr. Ich kann diese Anwendung je nach Notwendigkeit entweder 10 Minuten oder tagelang beibehalten. Wenn die Person erreichbar oder ansprechbar ist, sollte man sie um die Erlaubnis dafür fragen. Da die Symbole aber nur „positive" Energie übermitteln und es sowieso am Empfänger liegt, ob er dieses Geschenk annimmt, kann ich damit nichts Verkehrtes machen, wenn ich das Ergebnis und den Ausgang offen lasse. Am besten ist es sowieso, dann unterstützend zu wirken, wenn man darum gefragt wird! Eine solche Energie-Übertragung funktioniert deshalb, weil sie über das morphogenetische Feld weiter geleitet wird, welches uns alle umgibt und uns miteinander verbindet (ähnlich wie auf physikalischer Ebene ein Fernsehbild in die entferntesten Ecken der Welt ausgestrahlt und dort empfangen werden kann!)

Ich werde bei der Vorstellung der einzelnen Lebensthemen noch verschiedene Anwendungsmöglichkeiten beschreiben, so dass wir eine wirkliche energetische Hausapotheke bekommen. Wenn ich nicht genau weiß, welches Symbol für mich passt, wähle ich intuitiv eine davon. Entweder ich lasse mich von Farben und Mustern führen, zu denen es mich momentan zieht, oder ich lege alle Symbole mit der Rückseite nach oben auf, führe einmal meine Hand der Reihe nach über alle und ziehe dann, ohne nachzudenken, ein Symbol heraus: Es wird mit hoher Wahrscheinlichkeit das für mich passende sein! Vertrauen wir also unserer Intuition und inneren Stimme – sie sind immer richtig!

Da ich im Folgenden einige Male verschiedene Chakren erwähne, möchte ich eine kurze Information über ihre Bedeutung und Lage am Körper beifügen.

Chakren (das Wort „Chakra“ stammt aus dem Sanskrit und bedeutet „Rad“) sind feinstoffliche Energietore im Ätherkörper, in der ersten energetischen Hülle, die unseren physischen Körper direkt umgibt. Sie wirken als Eintrittspforten für Energie und Lebenskraft und sind wesentlich für ein gesundes und ausgewogenes Funktionieren des Menschen.

Für die Arbeit mit den Lebenssymbolen und den Lebensessenzen sind die Hauptchakren des Menschen die Wichtigsten; natürlich können Interessierte und „Fortgeschrittene“ auch mit Nebenchakren und feinstofflichen sowie Erdchakren arbeiten. Für die im Folgenden beschriebenen Anwendungen reicht jedoch vollauf das Wissen über die 7 Hauptchakren am

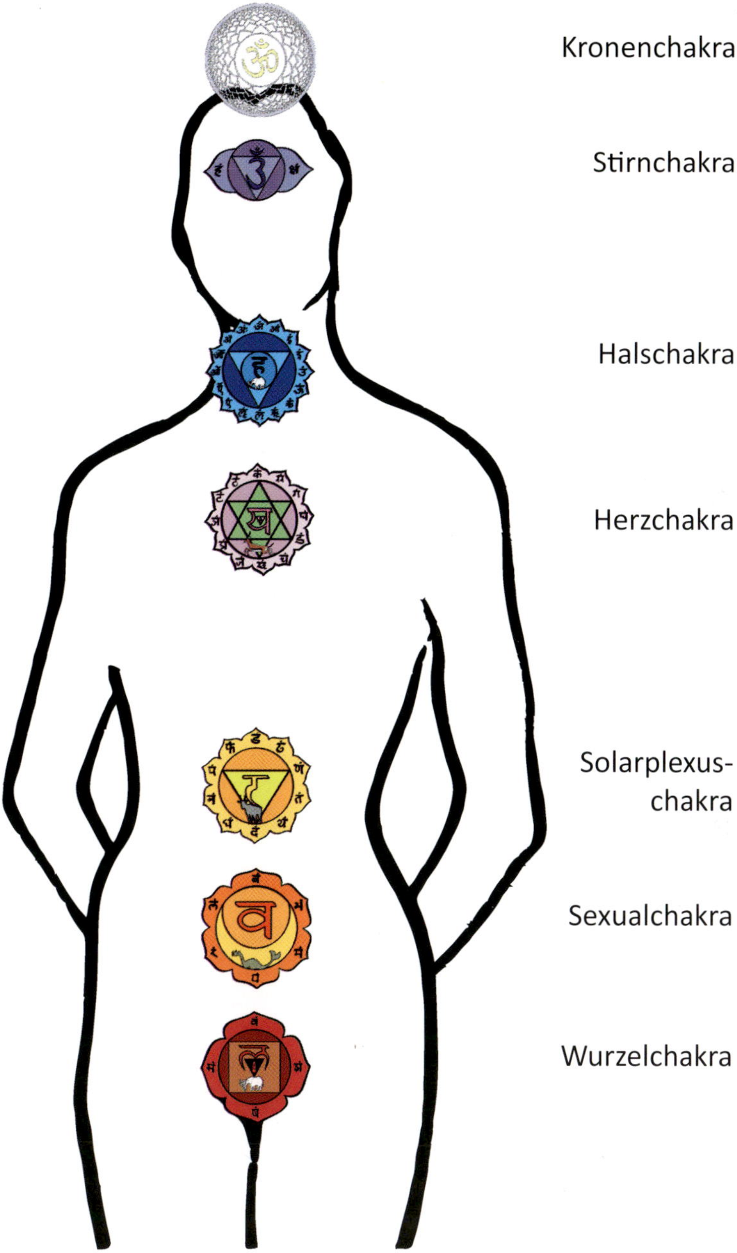
Kronenchakra
Stirnchakra
Halschakra
Herzchakra
Solarplexus-chakra
Sexualchakra
Wurzelchakra

Körper. In der nebenstehenden Zeichnung können wir Lage und Qualität der Chakren erkennen, sodass wir eine „Landkarte" für die Anwendungen am Körper bekommen. In der delila Hausapotheke bei jedem einzelnen Thema und im Index am Schluss sind genauere Anwendung und Wirkungen der Lebenssymbole zu finden.

Wie kombiniere ich Lebenssymbole und Lebensessenzen?

Wie schon oben weiter erwähnt, kann man mit den Lebenssymbolen informiertes Wasser zur Verstärkung und Bereicherung noch mit der dazupassenden Essenz energetisieren. Es ist auch möglich, eine andere, ergänzende Essenz dazuzugeben: Ich verwende z.B. das Lebenssymbol 2 – Lebensfreude und Lebenskraft - für das Wasser und füge einige Tropfen der Lebensessenz 6 –Selbstvertrauen – bei. Auch hier können die unterschiedlichsten Kombinationen gewählt werden.

Es ist möglich, Cremes, Lotionen und Körperöle sowohl mit den Lebenssymbolen aufzuladen als auch mit den Lebensessenzen anzureichern. Ich kann einen Raum mit den Karten, Wandelsteinen oder Energy-Sets energetisieren und die Essenz mit einem Zerstäuber versprühen (verdünnt mit Wasser und eventuell dazupassenden ätherischen Ölen, oder ich verwende gleich das passende Auraspray von delila!). Als Behandler kann ich bei einer Sitzung die Symbole auflegen oder unter der Behandlungsliege platzieren und die Essenz(en) auf eine eventuelle Problemstelle meines Klienten geben, in einem Massageöl anwenden, usw.

Sehr wirkungsvoll ist es auch, auf ein Lebenssymbol einen Bergkristall oder einen Edelstein zu legen, der in der dazugehörigen Essenz vorkommt, und dann einige Tropfen der jeweiligen Lebensessenz darauf zu tropfen – dabei strahlt der Edelstein die hilfreiche Information verstärkt ab!

Eine solche Anwendung ist auch bei der Reinigung oder Energetisierung von Räumen sehr sinnvoll. Wenn ich die Symbole auflege, wäre als zusätzliche Anwendung noch möglich, die passende(n) Essenz(en) oder ein Auraspray von delila (z. B. „Fließende Entspannung") zu versprühen.

Schließlich kann ich am Beginn eines Tages die für mich heute wichtige Tagesenergie ermitteln, indem ich zuerst eine Karte (verdeckt) ziehe. Wenn ich dann noch die dazu passende Essenz einnehme, bin ich schon gut auf den Tag eingestimmt und vorbereitet.

Sollte ich einmal das Gefühl haben, eine Qualität im Moment stärker zu benötigen, kann ich für eine Zeit ein oder mehrere Life Energy Tattoo(s) aufkleben und die Essenz einnehmen. Das bewirkt auf jeden Fall eine Veränderung in mir und meinem Energiefeld!

Unserer Kreativität sind übrigens kaum Grenzen gesetzt in der Anwendung der Lebensessenzen und Lebenssymbole. Experimentieren wir, und geben wir unsere Erfahrungen weiter. Auch ich freue mich immer wieder über Berichte von Anwendern und Therapeuten!

Die delila® Lebensthemen

delila 1: „Vertrauen“ – Entspannt ins Leben gehen

MEIN KRAFTSATZ:
„Entspannt lasse ich mich vom Fluss des Lebens tragen.“

Als unser wahres Selbst, unsere göttliche Seele, beschloss, hier auf dem Erdplaneten zu inkarnieren und Erfahrungen in dieser dritten Dimension zu machen, wollte es sich erfahren in allen möglichen Dimensionen. Dazu gehörte das Wissen, wie sich Energien wie „Angst-Liebe“, „Schmerz-Frieden“, „Trauer-Freude“ usw. anfühlen und wie man damit umgehen kann. In der Dichte dieser Welt und ihrer materiellen Schwingung verloren wir aber nach und nach unser Wissen darüber, wer wir wirklich sind, woher wir kommen, und dass wir alle Eins sind, nämlich nur unterschiedliche Ausformungen göttlichen Willens und Bewusstseins.

Wir identifizierten uns mit unserem Körper, mit dem, was wir als unser Leben bezeichnen und vergaßen ganz, dass wir unsterbliche Seelen in unterschiedlichen Körpern sind, die verschiedenste Erfahrungen in dieser Dimension erleben wollten. Auf der Ebene der Seele gibt es keine Bewertung dafür, dass ein Leben als krankes, verhungerndes Kind in einem Kriegsgebiet schlechter oder abzulehnender ist als das als reicher, mächtiger westlicher Wirtschaftsboss. Die eine Seele brauchte eben gerade diese Erfahrung, während für die andere eine solche im Moment nicht wichtig ist oder sie diese vielleicht schon gemacht hat.

Wenn wir alle wüssten, wer wir wirklich sind, wäre uns auch klar, dass es keine Abgrenzung zwischen dir und mir, zwischen Bettler und König, zwischen Israelis und Palästinensern, zwischen Mensch, Tier, Pflanze und jeder anderen Materie gibt.

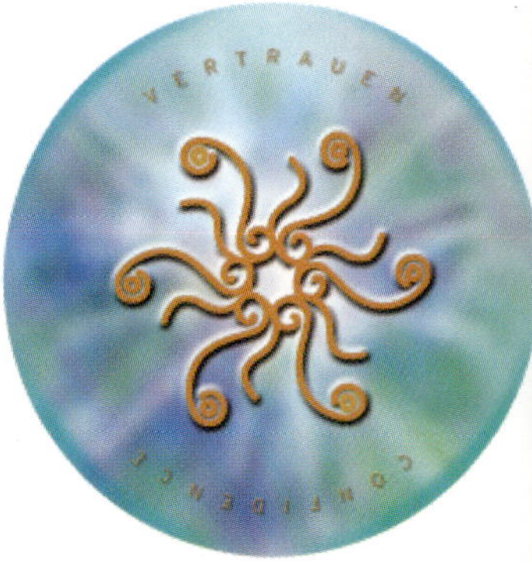

Alles ist vom göttlichen Atem durchdrungen und hat nur unterschiedliche Form. Ja, wir sind nicht einmal von Gott getrennt, da es nichts gibt, was nicht ein Teil Gottes ist. Das ist natürlich ein provokanter Satz; aber da alles aus Ihm entstanden ist und nur eine unendliche Ausdehnung dieser ewigen Energie der Liebe ist, gibt es auch so etwas wie die Hölle und den Teufel nur in unseren Glaubenskonstrukten und in unseren selbst geschaffenen „Realitäten". Gott ist für uns alle jederzeit erreichbar, denn er ist in uns und nicht „irgendwo da draußen"!

Nach diesem etwas umfassenderen Ausflug in die Tiefe unseres Seins kehren wir zurück zur Energie des Vertrauens und ihrer dunklen Schwester, der Angst. Sie ist die Manifestation der scheinbaren Trennung von Gott, der Vertreibung aus dem Paradies (Vorsicht mit Schuldzuweisungen: wir selbst wollten diese Erfahrung machen! Danke, Eva, dass du den Apfel gegessen hast!)

Dass wir so gründlich auf die Liebe vergessen haben, dass wir oft nur mehr die Enge der Angst wahrnehmen, hat mit der Dichte der Materie auf der Erde zu tun. Angst ist also der Gegenpol der Liebe, der Mangel an Vertrauen, dass alles immer genau so gut ist, wie es gerade eben ist und eine Möglichkeit, zu lernen und sich an das zu erinnern, was die Wahrheit ist: nämlich dass es nie eine Trennung voneinander und von Gott gegeben hat, außer in unserer Vorstellung.

Wenn also die Angst die dunkle Verschleierung der Liebe ist, wäre unsere natürlichste Bestrebung, wieder in die ursprüngliche Helle der Liebe zu gelangen. In der Tat ist das der tiefste Wunsch jedes Menschen, ob er sich dessen nun bewusst ist oder nicht. Angst erzeugt natürlich Anspannung; man muss ja immer vor irgendetwas oder vor irgendwem auf der Hut sein, kann nicht vertrauen und das erzeugt Stress.

Wie können sich Angst und Anspannung eigentlich äußern? Der Magen krampft sich zusammen, es ist einem übel, man hat Kopfschmerzen, eine zugeschnürte Kehle, Atemnot, Beklemmungen, Hitzewallungen oder Kälteschauer, man ist ruhelos, hat Stress, Herzklopfen tritt auf, man bekommt Durchfall, ist wie gelähmt oder zittert wie „Espenlaub", und, und, und. Bei Angst ist der Körper im Alarmzustand, schüttet Stresshormone wie Adrenalin, Noradrenalin und Cortisol aus und ist allgemein auf Flucht eingestellt: das ist eigentlich ein sinnvoller Mechanismus, wenn man vor einer wirklichen Bedrohung flüchten muss. Wenn nun aber Ängste den Alltag bestimmen oder zum Dauerstress und zur dauernden Anspannung, führen, machen solche Umstände Körper und Psyche langfristig krank. Herz, Kreislauf, Magen, Darm, Hormonhaushalt und Nervensystem können verrückt spielen und im psychischen Bereich können sich Ängste so verstärken, dass sie zu Panikattacken und Depressionen führen.

Mit der Lebensessenz „delila 1" und dem gleichnamigen Lebenssymbol, die als Qualität Vertrauen bringen (als „Gegenschwingung" zu Angst und Anspannung), stehen uns nun

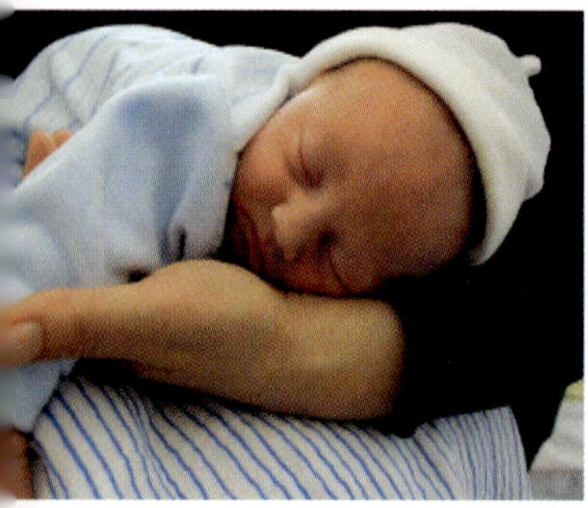

Mittel zur Verfügung, um dieser Energie von Angst und Stress wirklich zu begegnen. Je intensiver wir dabei in unsere eigenen Tiefen gehen, umso wirkungsvoller werden Essenz und Symbol wirken; denn Bewusstwerdungsprozesse und Auflösung unserer Themen müssen wir selbst erledigen, das bleibt niemandem erspart. delila 1 wird uns dabei jedoch wunderbar unterstützen, denn das sollen

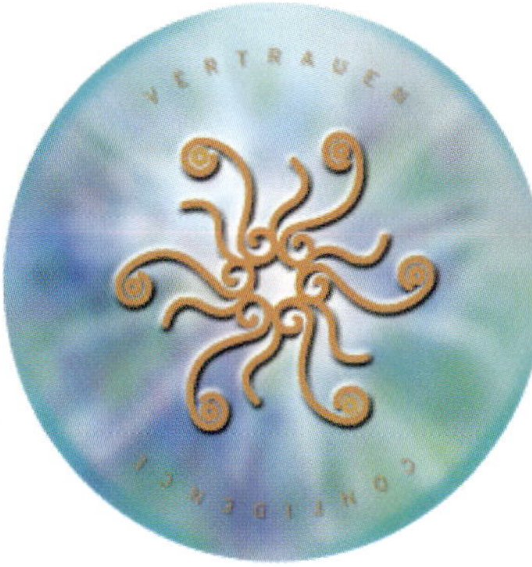

Schwingungs- und Naturheilmittel letztendlich sein: hilfreiche Begleiter auf dem Weg, den jeder von uns gehen darf.

Vertrauen ist eine ganz wesentliche Qualität, die uns erdet, die uns zum Prozess des Lebens „ja“ sagen lässt und uns unsere eigene Macht und Kraft wieder spüren und annehmen lässt. Auch für die Beziehung zu unseren Mitmenschen ist Vertrauen wesentlich!

Wenn wir ein kleines Kind beobachten, werden wir feststellen, dass es dieses Urvertrauen noch hat. Wenn sein Vater die Arme ausbreitet und sagt: „Spring!“, lässt es sich ohne Zögern fallen, solange, bis wir Erwachsenen ihm das durch unsere eigenen Ängste ausgetrieben haben. Genau so sollten auch wir wieder dieses Urvertrauen erlangen, welches uns ohne falsches Zögern in Situationen und auf Menschen zu gehen lässt (natürlich soll das nicht heißen, dass wir uns dann in jeden Abgrund stürzen müssen!).Dieses Urvertrauen ist der erste große Schritt in Richtung Liebe – und wo Vertrauen ist, da ist auch Entspannung, denn man muss sich dann nicht mehr vor allem Möglichen in Acht nehmen und kann auch Stress loslassen in dem Wissen, dass eigentlich für alles gesorgt ist und man weder sich noch anderen irgendetwas beweisen muss.

„Vertrauen“
Lebensessenz und Lebenssymbol – Hausapotheke:

Probleme physisch:

Asthma, Bandscheibenprobleme, Bauchkrämpfe, Bettnässen, Blasenprobleme, Durchfall, Erbrechen, Gürtelrose, Lähmungen, Magenprobleme, Magersucht, Morbus Crohn,

Neurodermitis, Schilddrüsenüberfunktion, Wechseljahrsbeschwerden usw.

Probleme psychisch und mental:
Alle Angstgefühle bis zu Panikattacken (z.B. Prüfungs- und Versagensangst, Angst vor dem Verrücktwerden, vor Tieren, Gewittern, Höhe usw., gut in Kombination mit delila 10!), Gedächtnisschwund, innere Unruhe und Nervosität, kreisende Gedanken, nervliche Anspannung und Stress, Schlaflosigkeit, Sorgen, Suizidgefahr usw.

Entwicklungsmöglichkeit:
Vertrauen in das Leben und zu anderen, Offenheit, Stress-Lösung, Entspanntheit, Leichtigkeit.

Lebensessenz 1 - Wirkung der Blüten und Edelsteine:

Ackerkamille löst Nervosität und Anspannung, helle und dunkle Perle helfen bei unverarbeiteten Konflikten, Lapislazuli lässt uns aussprechen, was wir sagen wollen, Sodalith hilft dann dabei, uns treu zu bleiben und Tigerauge unterstützt bei Mutlosigkeit und Zweifeln.

Farbe der Blüte: weiß-gelb
Farben der Edelsteine: weiß, silbergrau, blau, gelb-braun
Lichtwässer: Fatima, Santa Maria della Fontana

Lebenssymbol 1 – Wirkung:

Das Lebenssymbol 1 pulsiert die Energie von Vertrauen und Entspannung. Dadurch können stressige Situationen entschärft werden, Menschen, Tiere oder Pflanzen erfahren Beruhigung und Harmonie, Räume, in denen eine Frequenz der

Angst herrscht, können davon befreit und Spannung im Körper kann ebenfalls gelöst werden.

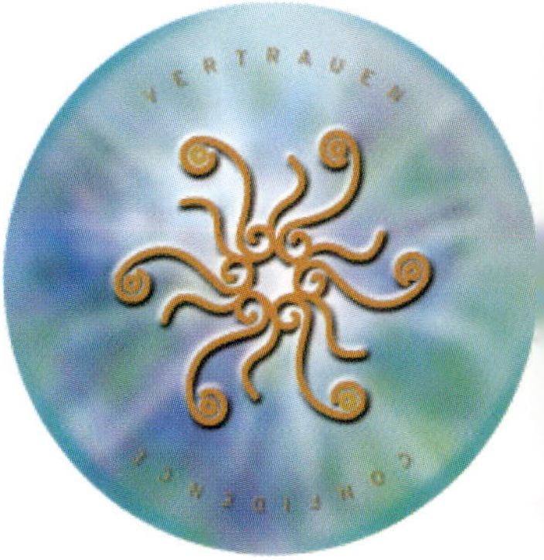

Farben: hellblau-violett-blau, weiß; Symbol kupfer

Anwendung von Essenz und Symbol

Bei physischen Beschwerden sind bei Angst und Anspannung meist der Bauchbereich (Solarplexus-Chakra, Magennerven) oder der Bereich der Unterschenkel (bis zu den Kniechakren, „weiche Knie“) beteiligt; also kann das Lebenssymbol 1 hier aufgelegt werden oder unter der Körpermitte oder den Beinen (Bett, Massageliege usw.) platziert werden. Sehr hilfreich ist es bei Einschlaf- oder Durchschlafschwierigkeiten unter dem Bett oder der Matratze. Als Tattoo kann ich es am Körper aufkleben oder als Energy-Set verwenden. Auch das Betrachten des Symbols oder das Meditieren darüber vermitteln die oben genannten Qualitäten.

Weiters kann ich das Symbol bei ängstlichen Tieren anwenden (unter den Schlafplatz oder ein Foto des Tieres legen, das Trinkwasser oder Futter draufstellen), Pflanzen nach dem Umtopfen, bei Schädlingsbefall oder Krankheit draufstellen oder sie in ein Dreieck aus den Lebenssymbolen 1, 5 und 7 stellen (Entspannung, Loslassen, Kraft).

In Form des Energy-Sets „Geschenke des Lebens“ kann ich die Symbol-Kombination für inneren und äußeren Reichtum auflegen – im Raum, meiner Firma oder Arbeitsplatz, oder überall da, wo ich Vertrauen in die Fülle des Lebens stärken möchte.

Jeder Raum, in dem eine Energie von Angst, Anspannung oder Stress herrscht, kann ebenfalls mit dem Symbol oder der Essenz 1 harmonisiert werden – gut für Arbeits- oder Prüfungsräume oder solche, in denen wir sehr belastete Energie spüren oder verstorbene Seelen vermuten, die noch in der irdischen Ebene „hängen geblieben" sind (keine Angst, sie alle brauchen nur Hilfe!). Dazu werde ich im Anhang spezielle Kombinationen beschreiben, mit denen wir noch gezielter vorgehen können. Die Essenz kann versprüht werden oder im Auraspray „Fließende Entspannung" kombiniert angewendet werden, wenn ich Entspannung, Durchatmen und Lösung von belastender Energie wünsche. Auch mit dem gleichnamigen Roll-On, vielleicht an den Pulsstellen oder an den Schläfen aufgetragen, kann ich sanft wieder in die Ruhe kommen.

Wenn ich in Wasser einige Tropfen der Essenz 1 gebe, es vielleicht noch mit dem Lebenssymbol 1 auflade, indem ich die Symbolkarte „Vertrauen" oder den entsprechenden Wandelstein unter meinen Krug oder Glas gebe, kann ich es trinken, Tieren geben, damit Pflanzen gießen oder es zum Badewasser geben – gut zum Entspannen, Angstlösen, vor dem Schlafengehen oder für ängstliche Kinder (ev. auch mit einem Kräuterabsud von Kamille, Melisse, Hopfen, Baldrian usw.). Auch Cremes oder Lotionen für empfindliche und gestresste Haut kann man für einige Zeit auf das Symbol legen; sie wirken dann auch energetisch entspannend und beruhigend.

Erfahrungsberichte mit Lebensessenz und Lebenssymbol 1

Fall 1:
Eine Frau sollte wegen einer dreitägigen Harnverhaltung zum Spezialisten geschickt werden, ging aber vorher noch zu einer Therapeutin, die nach Befragung starke Ängste feststellte

und ihr am ganzen Körper, speziell aber in der Nieren- und Blasenregion (Niere-Blase: Thema Angst!) die Lebensessenz 1 auftrug. In der darauf folgenden Nacht musste die Frau einige Male die Toilette aufsuchen und der Harnstau hatte sich bis zum nächsten Morgen komplett gelöst.

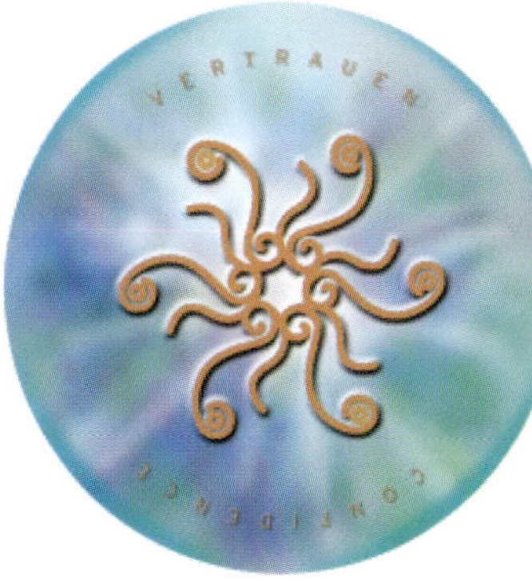

Fall 2:
Kurz vor der Geburt traten bei einer 30-Jährigen Angst- und Überforderungsgefühle auf. Sie nahm daraufhin die Lebensessenz 1 ein und massierte sie auch in die ganze Bauchregion ein. Sehr schnell ging es ihr psychisch und physisch wieder gut und die Geburt wurde ein sehr intensives und harmonisches Erlebnis für alle Beteiligten.

Fall 3:
Liebe Irmgard, ich habe Deine Energiesymbole zum ersten Mal verwendet, als ich beruflich sehr angespannt war und abends immer noch „rotierte wie ein Ventilator“! So konnte ich natürlich schlecht einschlafen und war am nächsten Tag nicht gerade ausgeruht. Ich legte mir dann eine Triade, so wie Du sie im Buch vorschlägst, mit den Symbolen 1, mit den Symbolen 1,4 und 8 (Vertrauen, Frieden und Klarheit – Anm. von I. Gottschling). Sie wirkten wirklich sofort, und inzwischen schlafe ich wie ein Murmeltier!

Danke, und ich bin schon gespannt auf weitere Erfahrungen mit den Symbolen!
Karin Allneider

delila 2: „Lebensfreude“ – Trauer mit Freude durchlichten

MEIN KRAFTSATZ:
„Ich erlaube mir, jetzt glücklich zu sein“

Die beiden nächsten lähmenden und auf Dauer zerstörerischen Energien sind Trauer und Depression. Natürlich ist es für jeden einleuchtend, dass Trauer im Fall des Verlustes eines geliebten Menschen, seiner Arbeit, Wohnung oder sonstigen Schicksalsschlägen eine „natürliche“ menschliche Reaktion ist, doch kann sie sich unter Umständen immer stärker manifestieren und später zu einer manchmal massiven Depression werden.

Sehr oft liegt einer Depression auch lange unterdrückte Angst oder Wut zugrunde, die man selbst nicht ver- und bearbeiten konnte oder wollte. Depression bedeutet auch, dass man nicht mehr an seine eigene Kraft und Macht glaubt, die Dinge ändern zu können. Sehr oft ist sie mit einer Opferhaltung verbunden (Die Anderen sind schuld, dass es mir so schlecht geht...). In jedem Fall ist es ganz wesentlich, hier wieder die Eigenverantwortung für sein Schicksal (Schick-sal = geschicktes Heil, Möglichkeit zum Heilwerden) zu übernehmen und zu erkennen, dass nichts auf dieser Welt zufällig passiert (es „fällt uns zu“, wir dürfen daraus etwas Wesentliches lernen!), sondern immer damit zusammenhängt, wie sehr wir bereit sind und waren, aus den bisherigen Erfahrungen im Leben das Beste für unsere Entwicklung zu ziehen und daraus das für uns Wesentliche zu lernen.

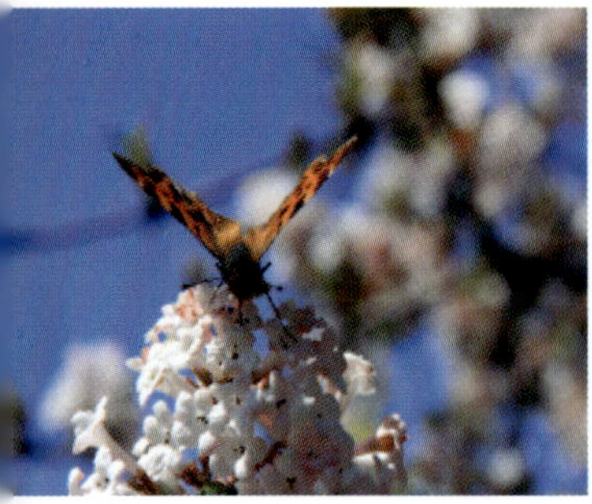

Verlust von etwas oder jemandem bedeutet in Wirklichkeit, dass unsere Seele die Energie der

Trennung erfahren wollte und als menschliches Wesen lernen möchte, damit so umzugehen, dass es dabei nicht in Schmerz – Enge – Starre - Angst verfällt, sondern in Dankbarkeit für das, was sein durfte und in tieferem Verstehen der Zusammenhänge das Herz weiterhin offen lässt und bereit ist, wieder Liebe zu geben und zu empfangen.

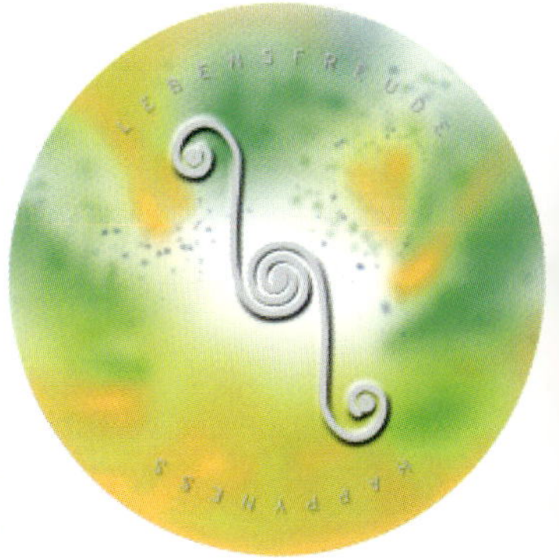

Für viele Menschen, die beispielsweise ein Kind verloren haben, wird das Vorangegangene vielleicht wie Hohn klingen. Und doch ist es Wahrheit, aber eben eine, mit der wir fast nicht mehr umzugehen gewöhnt sind. Die meisten von uns können nicht mehr an die Liebe in allem und hinter allem, auch dem größten Schmerz und Herzeleid, glauben. Sehr viele Menschen, die uns heute sehr gereift, voller Liebe und Lebensfreude begegnen, berichten davon, dass der größte Lehrmeister in ihrem Leben der tiefste Schmerz war, den sie je erfahren hatten.

Da wir uns von der Liebe oft nicht genügend öffnen lassen, muss diesen Part manchmal der Schmerz übernehmen. Er schneidet so tief ins Herz, dass es offen sein kann für alles, was danach kommt - vorausgesetzt, dass wir nicht die Wahl treffen, es danach umso gründlicher zu verschließen, wie das leider oft bei sehr lang andauernder Trauer oder gar Depression passiert.

Natürlich ist das oben Gesagte die „Endstufe“ auf dem Weg hin zur Liebe. Ich wollte aber einmal die Entwicklungsmöglichkeit auf diesem Weg aufzeigen! Für jemanden, der gerade in einer tiefen Trauer oder Depression steckt, werden diese Gedanken und Verhaltensweisen natürlich schwer zugänglich sein; zuerst muss er es einmal schaffen, aus der tiefen „Nacht der Seele“ wieder ans Licht und zu seinen Gefühlen zu gelangen.

Auch bei diesen beiden Energien gibt es unterschiedliche Stadien, bis hin zum massiven Krankheitsbild einer manisch-depressiven Erkrankung. Auch eine neurotische Depression, die sich meist aus frühkindlichen, nicht verarbeiteten Erfahrungen entwickelt hat, kann entstehen. In jedem Fall ist es wichtig, dass der Betroffene seine Emotionen an zu sehen, sie zu akzeptieren und sich dann von ihnen zu verabschieden lernt, da sie sonst in der Tiefe seines Unterbewusstseins weiter zerstörerisch wirken.

Essenz und Symbol „delila 2“ können bei der Auflösung dieser wirklich schweren Energien von Trauer und Depression durch ihre Schwingungen von Lebensfreude und Lebenskraft sehr gute Hilfe leisten. Damit wird es möglich, leichter durch die verschiedenen Stadien der Trauerarbeit zu gehen und das „Licht am Ende des Tunnels“ viel heller strahlen zu sehen. Ich habe viele Rückmeldungen von Menschen bekommen, die einen Todesfall in der Familie hatten und mir berichteten, dass sie nach der Einnahme der Essenz und der Anwendung des Symbols wieder Lebensfreude, Energie und Lebensmut bekamen – einfach wieder weitermachen konnten in einem anderen Bewusstsein als vorher.

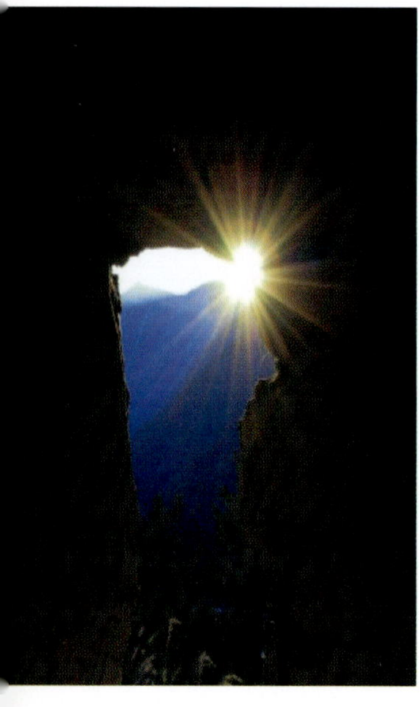

Vergessen wir nicht, unsere Seele hat die Erfahrung, die wir erlebt haben, erschaffen (meist in Zusammenarbeit mit anderen Seelen, die vielleicht die Erfahrung eines Unfalltodes für sich wählten), um daraus zu lernen, trotz allem das zu sein, was sie immer schon waren und immer sein werden: Ein Geschöpf der Liebe und nicht eines der Angst! Darum liegt die Verantwortung für alle unsere Erfahrungen nicht bei einem zornigen oder strafenden Gott, den es gar nicht gibt, und auch nicht bei den bösen Mitmenschen, sondern einzig und allein bei mir als Seele, weil sie eben dies erfahren wollte. Wenn man die Zusammenhänge kennt und für sich akzeptiert, kann man auch Maßnahmen setzen, um durch- und wieder heraus gehen zu können, indem man diese Erfahrung innerlich annimmt und sie durch die Augen der Liebe sieht.

Dabei mögen uns die Lebensbegleiter „Lebensfreude“ kraftvoll unterstützen!

„Lebensfreude“ Lebensessenz und Lebenssymbol – Hausapotheke:

Probleme physisch:

Allergische Nasenprobleme, Asthma, Bindegewebsschwäche, Blasenprobleme, Blutprobleme (wie z.B. verdicktes Blut – Schlaganfall), chronische Schmerzzustände, Diabetes, Hämorrhoiden, Herzjagen, Hormonschwankungen, Krampfadern, Kreuzschmerzen, Lungenprobleme, Morbus Parkinson, Müdigkeit, Multiple Sklerose, Ödeme, Schilddrüsenunterfunktion, Unfruchtbarkeit, unheilbare Krankheiten usw.

Probleme psychisch und mental:

Depressive Verstimmung, Depression, Einsamkeit, Empfindlichkeit, Entmutigung, Erschöpfung, Grübeln, Kummer, nachtragend sein, nicht zu stillendes Bedürfnis nach Liebe und Zuwendung, Misstrauen, Pessimismus, Resignation, Trauer,

Selbstmordgedanken, Zurückgezogenheit, Zweifel usw.
Entwicklungsmöglichkeit:
Lebensfreude, Leichtigkeit, Kreativität, leichtere Lösung aller Themen von Fruchtbarkeit und Leben zu schenken, sich selbst leben lassen.

Lebensessenz 2 - Wirkung der Blüten und Edelsteine:

Borretsch hilft bei Schicksalsschlägen, Tod und Verlust; Albit löst Trauer und bringt neue Lebensperspektiven; Aquamarin lässt neue Wege und Möglichkeiten erkennen; Rosenquarz steigert Liebesfähigkeit und Herzenskraft und Rutilquarz wirkt antidepressiv und löst Beklemmungen.
Farbe der Blüte: blau;
Farben der Edelsteine: klar-weiß, rosa, hellblau, gold.
Lichtwässer: Guadelupe, Montichiari.

Lebenssymbol 2 – Wirkung:

Vom Lebenssymbol 2 geht eine Schwingung von Lebensfreude und Lebenskraft aus, die hilfreich wirken kann für pessimistische, depressive Menschen (oder Tiere), für Pflanzen, die „alles hängen lassen", in der Trauer- und Sterbebegleitung, bei Einsamkeit und Entmutigung. Auch bei schweren Krankheiten, wenn sich schon Resignation oder Lethargie eingestellt haben, wirkt es sehr unterstützend.
Farben: gelb-grün-weiß; Symbol silber.

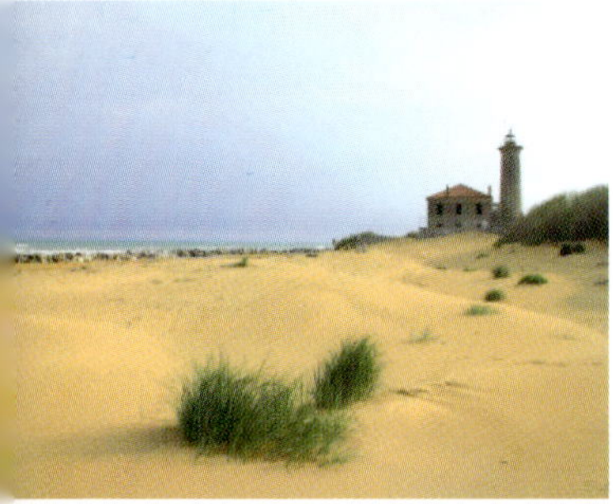

Anwendung von Essenz und Symbol

Am Körper werden wir das Lebenssymbol 2 meist in der Herzgegend (Herzchakra) anwenden können. Auch am Unterbauch (Sakralchakra) ist es sehr hilfreich, da ist auch speziell der Platz für die Lebensessenz angezeigt. Hier helfen Symbol und Essenz auch dabei, das Hormonsystem zu balancieren (die Essenz sollte dafür auch eingenommen werden!). Bei traurigen oder depressiven Menschen oder Tieren (z.B. nach Trennungen) kann die Karte oder der Wandelstein unter dem Schlafplatz platziert werden.

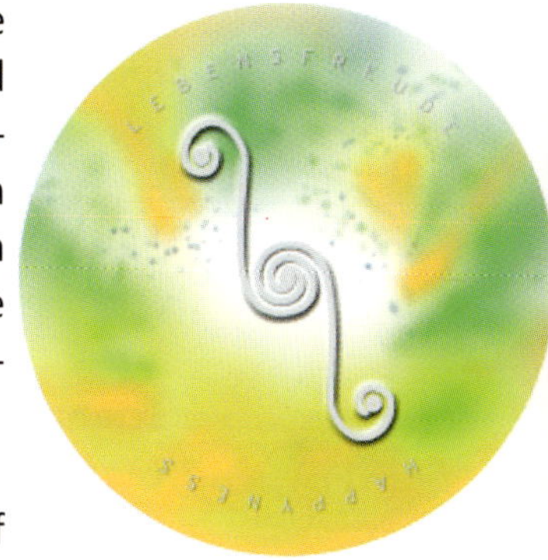

Für „traurige“ Pflanzen, die sprichwörtlich „den Kopf hängen lassen“, gilt die gleiche Anwendung wie beim Lebenssymbol 1, nur dass jetzt die Nr. 2 verwendet wird.

Sehr unterstützend ist die Nr. 2 bei allen Situationen, die mit Trennung, schwerer Krankheit und Tod zu tun haben. Hier können wir beides in Räumen verwenden, in denen solche Situationen herrschen (z.B. auch unterstützt durch das Auraspray „Freudvolle Liebe“). Wir können einem Kranken oder Sterbenden beistehen, indem wir die Herzgegend mit etwas Rosenwasser und einigen Tropfen der Lebensessenz 2 sanft einmassieren, oder den Roll-On „Freudvolle Liebe“ einsetzen, der diese Essenz auch beinhaltet. Auch eine Dreieckslegung der Karten 2, 5 und 7 (bei Krankheit und Depression) oder von 2, 5 und 9 (als Sterbebegleitung, auch für trauernde Angehörige) im Raum verändern die Schwingung sehr effektiv. Die letztere Kombination bewährt sich auch nach Trennungen. Als Energy-Set empfehle ich die Kombination „Glückseligkeit“ für strahlende Lebensfreude und Leichtigkeit in allen Bereichen des Lebens.

Mit dem Lebenssymbol 2 aufgeladenes und mit der Essenz betropftes Wasser können wir ebenfalls für obige Probleme verwenden oder es zum Trinken, Gießen von Pflanzen, im

Trinkwasser für depressive oder kraftlose Tiere, in einem Bad für Lebensfreude und Leichtigkeit verwenden. Bei Schwere, dem Gefühl von Belastung oder Traurigkeit kann ich natürlich auch in meine Körperlotion ein paar Tropfen der Essenz „Lebensfreude" geben, sie mit dem Lebenssymbol 2 aufladen und mir eine Massage der Lebensfreude gönnen!

Erfahrungsberichte mit Lebensessenz und Lebenssymbol 2:

Fall 1: Eine 42-jährige Frau mit tiefer Trauer und Depressionen (der Ehemann war kürzlich verstorben) war schon am zweiten Tag der Einnahme des Lebensessenz 2 das erste Mal wieder fröhlich, sah eine Möglichkeit, das Leben wieder weiterzuführen und konnte auch wieder besser schlafen. Dieser Zustand hielt weiterhin an; sie brauchte die Essenz allerdings über 3 Monate.

Fall 2: Eine ältere Dame, die sehr lange verheiratet war und deren Ehemann sie verlassen hatte, bekam von einer Freundin die Lebensessenz 2. Bald fasste sie wieder Lebensmut und konnte ihre tiefe Trauer nach und nach in Lebensfreude umwandeln.

Fall 3: Eine Dame, die mit Ängsten, starker Isolation durch ihre Umwelt und mit Übergewicht zu kämpfen hatte rief mich begeistert an: „Was haben Sie mit mir gemacht? So gut habe ich mich noch nie im Leben gefühlt!"
... was ich auch an ihrer veränderten - fröhlicheren - Stimme feststellen konnte.
Heike Baumann, Klangschalentherapeutin

delila 3 –„Im Fluss sein" –
Der Fluss fließt zur Quelle

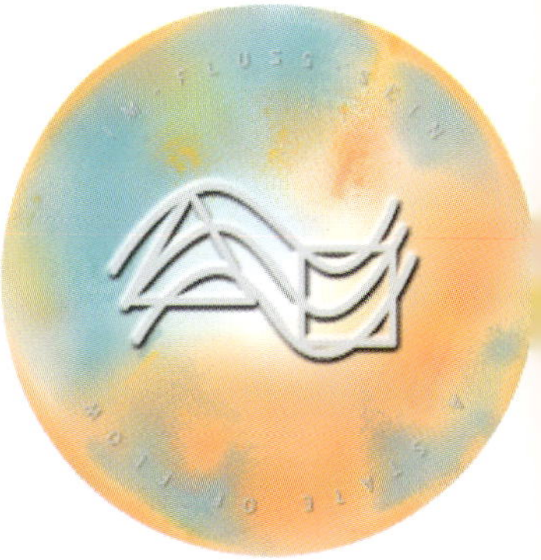

MEIN KRAFTSATZ:
„Entspannt lasse ich mich vom Fluss des Lebens tragen"

Ich habe als Kind manchmal einen kleinen Bach im Wald aufgestaut. Dabei habe ich beobachten können, was passiert: das Wasser dahinter steigt immer höher, bis es zuviel Druck erzeugt und das Hindernis einfach mitreißt, oder aber es sucht sich einen anderen Weg; denn fließendes Wasser gleich wie Energie möchte sich irgendwie weiter bewegen. Wenn wir das jetzt mit der Energie im Menschen vergleichen, können wir uns vorstellen, wie sich Blockaden bei uns auswirken können. Beim Menschen besteht zusätzlich noch die „Möglichkeit", dass die gestaute Energie erstarrt, sich verhärtet und kristallisiert wie erkaltende Lava.

Eine solche erstarrte Energie hat etwas Todesartiges an sich: denn Leben ist Bewegung, Ausdehnung, Entwicklung, und der Tod bedeutet das Gegenteil (jedenfalls für den physischen Körper!). Menschen, die Blockaden und Widerstände in sich aufgebaut haben, wollen sich nicht weiterentwickeln, haben Angst vor Veränderung und weigern sich, gewisse Lernprozesse zu vollziehen. Das geschieht meist aus einer Energie der Angst, des Zorns oder des mangelnden Selbstvertrauens heraus, wobei natürlich das Urvertrauen wieder eine große Rolle spielt – denn wenn wir Vertrauen in den Prozess des Lebens (oder besser gesagt, Gott), in uns selbst und unsere Mitmenschen haben, werden wir im Leben fließen wie Wasser. Wenn es notwendig ist, fließt Wasser um Steine und Hindernisse herum. Es nimmt sie zur Kenntnis, aber misst ihnen keine Bedeutung bei, da es zum Ziel strebt: Zum Meer, um von dort aus auf dem Weg über Sonne, Luft und Wolken wieder zur Quelle zu werden.

Auch wir können nur dann zu unserem Ziel kommen und zur Quelle für Neues, Frisches, Kreatives werden, wenn wir uns dem Prozess der Veränderung nicht widersetzen, sondern Vertrauen haben, dass alles immer zur Quelle fließt und wieder aus ihr kommt.

Apropos Kreativität: wir alle kennen sicher den Begriff „Schreibblockade“ bei einem Dichter. So geht es uns, wenn wir uns nicht einfach dem Fluss der Liebe und des Lebens in uns überlassen und darauf vertrauen, dass uns unsere Reise immer nur weiter bringen kann: Der Fluss des Lebens fließt nie rückwärts! Wenn wir an ein stehendes Gewässer denken, das nicht abfließen kann, wissen wir, dass es zu modern und zu faulen beginnt, dass es verschlammt und sich Bakterien und Keime darin ausbreiten. Übertragen wir dieses Bild auf einen Menschen mit Blockaden und Widerständen, dann wissen wir, was er sich selbst an Körper-, Seelen- und Gedankengiften antut.

Zu diesen Energien gehört auch, dass man immer wieder die

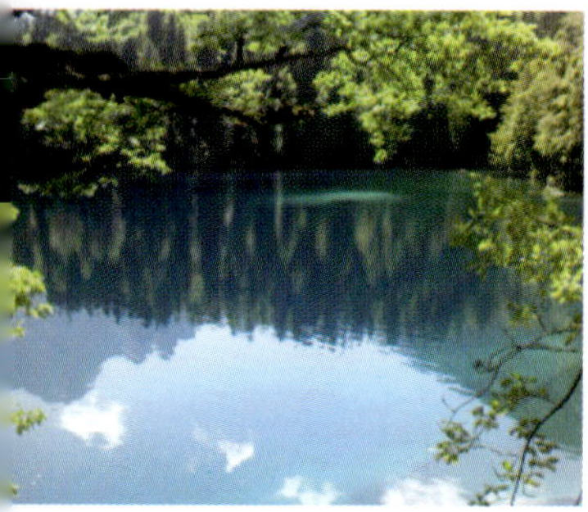

gleichen Fehler macht oder in gleiche, unerfreuliche Situationen kommt, da man aus den vorherigen Prozessen nicht wirklich gelernt hat oder es sich nicht bewusst machen möchte, was die tiefere Ursache hinter seinen Problemen ist. Wir kennen alle die Geschichten über Menschen, die sich von einem Partner trennen, und mit dem nächsten geht das ganze „Theater“ und das gleiche Thema wieder von vorne los (Meist sogar noch verschärft, denn Probleme neigen dazu, sich übereinander zu häufen, wenn sie nicht abgetragen werden).

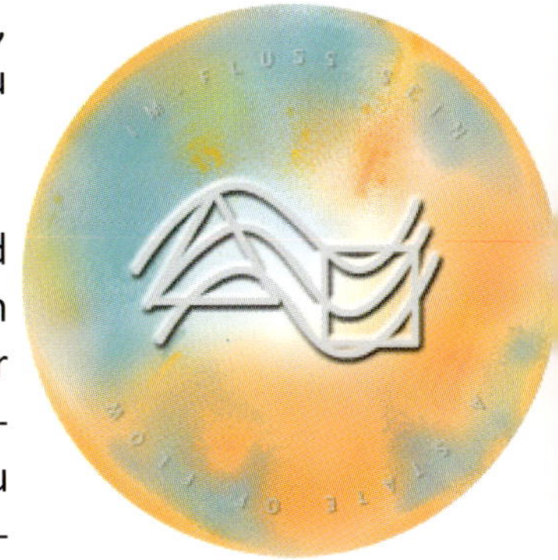

In einem schon fortgeschrittenen Stadium sind Menschen mit großen Blockaden und Widerständen naturgemäß sehr verhärtet und misstrauisch oder entwickeln auf der Körperebene Steifheit, Gicht, Arthritis, Sklerosen oder es entstehen Brüche bei zu großem Widerstand gegen einen Prozess. Schlussendlich sind Tumore und Gewächse auch eine Form der Blockade oder des Wachstums in die Richtung der Angst und nicht der Liebe.

Die Lebensessenz 3, die den Blockaden und Widerständen die Schwingung des Im Fluss Seins entgegen setzt, kann Gestautes und Verhärtetes in uns wieder zum Fließen bringen und uns dadurch dem Prozess des Lebens zurückgeben. Sie schwemmt die selbst errichteten Mauern weg und zeigt uns wieder so, wie wir wirklich sind: voller Vertrauen in das Leben und alles, was es mit sich bringt. Wir öffnen uns vertrauensvoll der Kraft des Lebens, öffnen unsere linke Hand und empfangen das, was immer da war: die ganze Fülle des Seins! Dadurch geben wir uns selbst, was wir brauchen – solange, bis wir vollkommen angefüllt sind mit Liebe, und dann darf der Fluss dieser Liebe überfließen und sich durch uns weiter verschenken. Wir verschenken uns selbst, da wir nichts anderes sind als diese Liebe. Dadurch vergeben wir uns jede Illusion darüber, dass wir getrennt, abgeschnitten und nicht versorgt vom Leben waren.

Leben wir Hingabe an die Weisheit in uns – und unser „inneres Wasser“ wird wieder klar, voller Energie und Freude!

„Im Fluss sein" Lebensessenz und Symbol – Hausapotheke:

Probleme physisch: Arteriosklerose, Atemprobleme, Brüche (Knochen- und Gewebsbrüche), Cholesterinprobleme, Fisteln, Gelenksprobleme, Geschwülste (Zysten), Krampfadern, Lähmungen, Morbus Parkinson, Multiple Sklerose, Nacken- und Rückenprobleme (Verhärtungen und Steifigkeit), Schlaganfall, Stottern, Tumore, Verstauchungen usw.

Probleme psychisch und mental: Angst vor den eigenen Gefühlen, Festhalten an Menschen oder Situationen, für neue Ansichten nicht offen, immer die gleichen Fehler machen, Mauern aufbauen, Misstrauen, mangelndes Vertrauen in den Lebensfluss, Pessimismus, Prinzipienreiter, keine Veränderungen wollen usw.

Entwicklungsmöglichkeit: Im Fluss sein, (sich) geben und vergeben können, Hingabe ans Leben, Bereitschaft zur Veränderung, sich öffnen können.

Lebensessenz 3 - Wirkung der Blüten, Edelsteine und Metalle

Beifuss hilft bei Gefühlsstau und öffnet, Diamant fördert alle Reinigungsprozesse im Körper, Helle und Dunkle Perle lösen unverarbeitete Konflikte und Silber befreit die Emotionen und bringt Flexibilität.

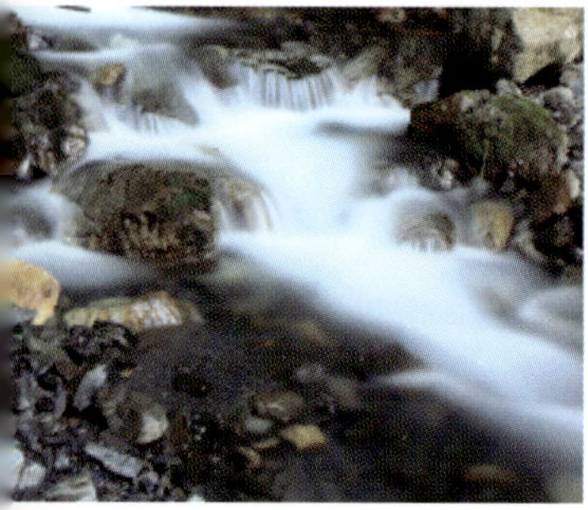

Farbe der Blüte: gelbbraun;
Farben der Edelsteine (des Metalls): weiß-klar, silbergrau, silber.
Lichtwässer: Kaliumwasser, Efeso.

Lebenssymbol 3 – Wirkung

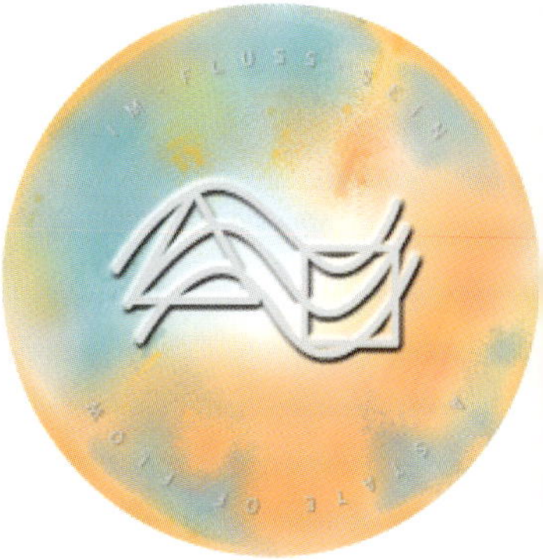

Das Lebenssymbol 3 trägt die Energie des Im Fluss Seins und der Hingabe. Es hilft bei Blockaden und bei Widerständen, bei stagnierender Energie und Stillstand. Sehr gut wirkt es beispielsweise bei widerspenstigen Kindern und Tieren, wenn in Räumen oder im Körper ein Energiestau herrscht, oder Gefühle nicht angemessen ausgedrückt werden (bei Trauer z.B. keine Tränen fließen) können.
Farben: orange, türkis, weiß; Symbol silber.

Anwendung von Essenz und Symbol

Am Körper kann die Karte überall angewendet werden, wo sich ein Stau oder eine Blockade manifestiert hat; für allgemeine Behandlungen wird sie am häufigsten vom Solarplexus bis zum Halschakra aufgelegt. Sehr gut wirkt eine Behandlung der Wirbelsäule, wenn man am höchsten Punkt (Alta major) das Lebenssymbol 5 und am Steißbein das Lebenssymbol 3 auflegt oder für etwas längere Dauer die Tattoos aufklebt – auf diese Weise kann gestaute Energie wieder fließen (z.B. bei Bandscheibenproblemen)! Eine Massage entlang der Wirbelsäule (oder auch überall sonst am Körper) mit den beiden Essenzen 3 und 5 ist ebenfalls sehr effektiv...
Auch am Scheitel oder an den Füßen aufgelegt bewegt das Symbol 3 Energie wieder durch den ganzen Körper, und die Gelenke reagieren auch sehr gut auf dieses Symbol.

In Räumen, in denen die Energie gestaut oder blockiert ist (die Lehre des Feng Shui nennt solche Orte auch lebensfeindlich!) kann das Lebenssymbol einiges in Bewegung bringen – sehr gut wirkt hier eine Dreieckssetzung von 3, 5 (Loslassen) und

8 (Klarheit) zur Klärung und Reinigung, und danach von 3, 7 (Kraft) und 9 (Wahre Liebe) zur Vitalisierung und Harmonisierung. Als Energy-Set wirken sehr gut die Kombinationen „Frei sein“ (frei werden von Süchten und Gewohnheiten), „Gute Fahrt“ (für sichere Fahrt und Energie-Einsparung), „Schutz und Schirm“ (zur Harmonisierung von Strahlung jeder Art) und „Geschenke des Lebens“ (für inneren und äußeren Reichtum).

Für Wasser, welches man mit dem Symbol aufgeladen und mit der Essenz 3 betropft hat, gilt dasselbe wie schon oben angeführt. Als reinigende Trinkkur ist es gut geeignet, im Badewasser wirkt es sehr entkrampfend und lösend (ev. mit ätherischen Ölen* von Orange, Ingwer, Wacholder, Neroli, Rose) und in Räumen und in der Aura als Auraspray „Fließende Entspannung“.

Wunderbar wirken Lebenssymbol und Lebensessenz 3 in Körperlotionen und Massageölen gegen Stau und Wasseransammlungen (das Symbol als Karte oder Wandelstein einfach eine kurze Zeit unter das Produkt legen!) – und schon kommt stagnierende Energie wieder in Fluss!

Erfahrungsberichte mit Lebensessenz und Lebenssymbol 3:

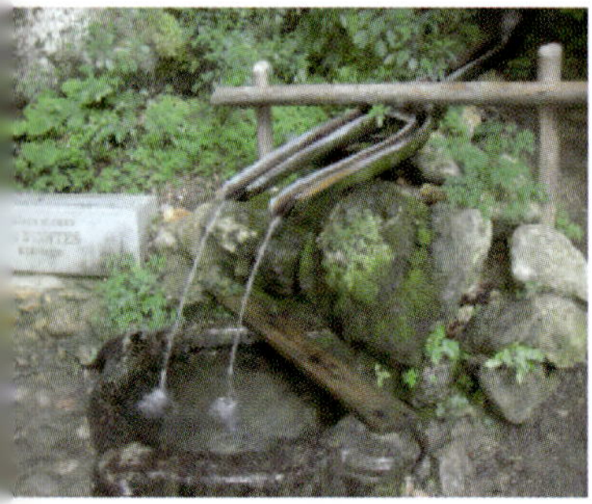

Fall 1: Eine 93-jährige Dialysepatientin war sehr schwach, phantasierte oft und sah Dinge, die nicht vorhanden waren (z.B. eine Anstecknadel auf dem Hemd des Therapeuten), war sehr unruhig und schlief schlecht. Nach der Einnahme der Lebensessenz 3 verschwanden die Phantasien, sie dachte und sprach wieder klar, schien körperlich wieder kräftiger zu sein und schlief nachts durch.

Fall 2: Bei einem älteren Mann, der starke Therapieblockaden hatte, bewirkte die Lebensessenz 3 erstmals den Zugang zu Gefühlen und Problemkreisen. Durch die Einnahme über drei Wochen war es möglich, anschließend mit den Hauptthemen weiterzuarbeiten.

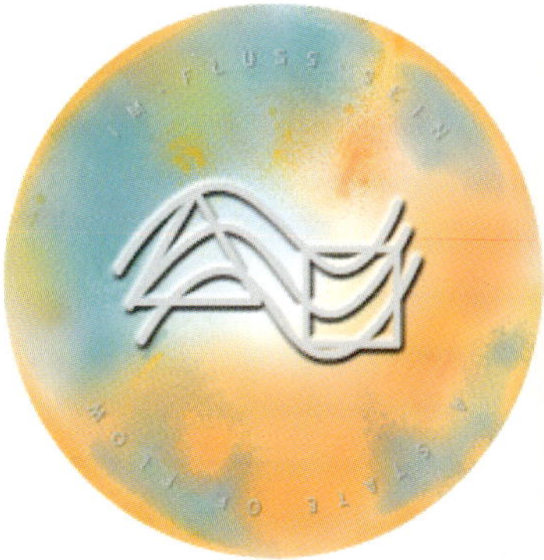

Fall 3: Liebe Irmgard, hatte jetzt das Handy getauscht und gedacht, dass ich im Reserve-Handy auch ein Pickerl von dir habe („Protector" mit Symbol 3, Anm. I. Gottschling), da ich aber doch glatt Ohrenweh bekam, schaute ich nach und es war keines drinnen. Sobald ich es wieder rein getan habe, war auch das Ohrenweh weg. Das gleiche hat mir auch schon einmal Elisabeth gesagt, sie hat das mit dem Schnurlos-Telefon so erfahren.
Annette Wallner, Irschen

delila 4 –„Frieden“ –gelassen die Fülle annehmen

MEIN KRAFTSATZ:
„Ich genieße Frieden und Reichtum in meinem Leben“

Was ist Wut eigentlich? Sie ist eine starke Energie, die sich oft ausdrückt, wenn unsere Erwartungshaltung nicht erfüllt wird oder wenn wir nicht bekommen, was wir wollen. Wir kennen sicher alle das Bild vom Dampfkochtopf: je länger der Inhalt darin vor sich hinkocht, desto größer wird der Druck, der sich im Inneren aufbaut! Wenn dieser Druck dann nicht durch ein Ventil entweichen kann, fliegt uns der ganze Inhalt „um die Ohren“, wenn wir den Deckel öffnen. So ähnlich verhält es sich mit aufgestauter Wut – entweder wir finden ein Ventil dafür, oder, wenn wir dieser Wut nicht Ausdruck verleihen können, entsteht mit der Zeit daraus Frustration – eine Art der Wut, die nach innen geleitet wird und dort ebenso zerstörerisch wirken kann, nur eben auf der inneren Ebene.

Eine angemessen ausgedrückte Wut über etwas kann sehr befreiend wirken, und das Thema lässt sich dann meist mit mehr Abstand und Nüchternheit behandeln als mit dieser starken Energie „im Bauch“. Überschießende und zerstörerische Wut weist meist auf eine sehr lange Unterdrückung dieser Emotion hin. Sehr oft stammt diese Unterdrückung aus der Kindheit, wo man seine Emotionen vielleicht nicht äußern durfte, denn: „Ein braves Kind tut so etwas nicht!“ Ein Mensch, der eher zurückhaltend ist und es als falsch oder sich als nicht mehr liebenswert betrachtet, wenn er Zorn und Wut über etwas äußert, kann diese Emotionen verinnerlichen, wo sie dann aber weiter wirken und nicht weniger, sondern auf die Dauer eher mehr Zerstö-

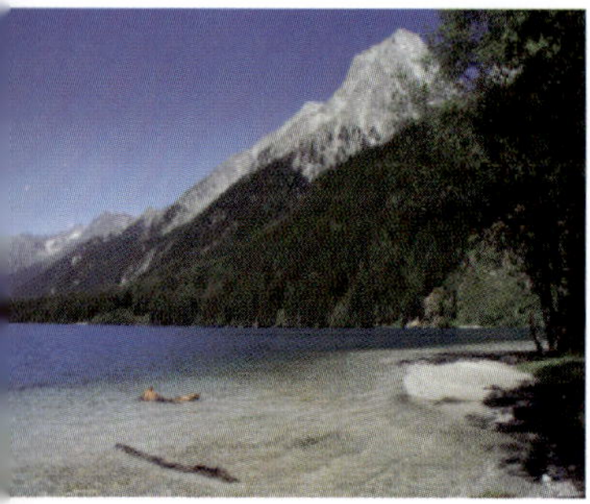

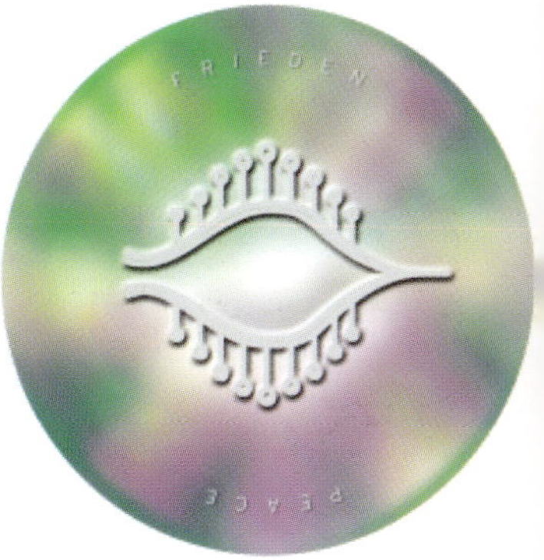

rung anrichten als im Außen. In vielen Kulturen sind das eher Frauen, die sich diese starken Emotionen nicht gestatten, vor allem die der älteren Generation, wo sich ein Wutausbruch für eine Frau „einfach nicht gehörte“. Das hat sich heutzutage schon zum Teil geändert, sodass unter jungen Leuten eine wütende Frau nichts mehr Besonderes ist.

Das Fatale an unterdrückter Wut ist, dass sie sich dann oft gegen einen Schwächeren richtet – seien es die eigenen Kinder, jemand, der sich alles gefallen lässt, oder eben der eigene Körper. Wenn man aber imstande ist, diese starke Energie umzuwandeln in brauchbare Lebensenergie, ist viel gewonnen! Wir haben sicher schon eine Situation erlebt, wo sich starke Wut durch einige gezielte Worte eines Mitmenschen in Wohlgefallen oder sogar Gelächter aufgelöst hat und wir im Nachhinein erkennen mussten, dass das ganze Thema längst nicht so gravierend war, wie zuerst in unserer Vorstellung. Eine derart aufgelöste Wut wirkt sehr befreiend, und oft ist die Erkenntnis damit verbunden, dass man in Zukunft Dinge nicht mehr so tragisch nehmen möchte.

Wut ist sehr oft nach außen gerichtete Angst – Angst, enttäuscht zu werden, Angst, nicht zu bekommen, was man gerne hätte oder Angst vor der eigenen Schwäche. Deshalb ist es bei allen starken Emotionen so wichtig, ehrlich an ihre Wurzeln zu gehen und den Grund dafür aufzuspüren. Das ist natürlich für jeden Menschen bei sich selbst am schwersten, da man den Splitter im Auge des Anderen immer leichter sehen kann als den Balken im eigenen (außer, man hat einen guten Spiegel = oft der Partner, Kinder usw., und ist auch bereit, hinein zu sehen!)

Wut kann sich bei Menschen auf verschiedene Art manifestieren: jemand kann ein „Heißläufer" sein (wir sehen schon, Wut ist eine Feuerkraft!), kann Entzündungen haben, Bluthochdruck, Vorschläge und Meinungen anderer nicht annehmen können, kurz, alles, was eine „heiße" Energie hat. Frustration äußert sich eher als „In-Sich-Hineinfressen" (oft auch wirklich als Nahrung oder als übergroße Säureproduktion, denn da frisst sich die Säure ins Gewebe!), Verlust der Lebensfreude, Misstrauen, Bitterkeit und manchmal sogar als Selbstzerstörung (Autoaggression wie Selbstverstümmelung oder schwere Ernährungsstörungen.)

Wenn wir aber Emotionen und somit auch alle Geschenke des Lebens annehmen lernen, dann erleben wir inneren (und in Folge auch äußeren) Reichtum und Fülle – denn Energie ist neutral und wir können sie dann zum Wachstum nützen!

Bei all diesen Lebensthemen können Lebensessenz und Lebenssymbol 4 uns helfen, die Energie der Wut entweder angemessen auszudrücken oder sanft aufzulösen, sodass es gar nicht erst zur Frustration kommen muss. Das bewirken sie durch die Schwingungen von Frieden und Gelassenheit, die uns die tieferen Zusammenhänge hinter dieser starken Emotion erkennen lässt (wenn wir bereit sind, hinzusehen!), und es dann möglich macht, in Frieden mit Wut auslösenden Themen, Menschen oder Situationen zu sein und die ganze Fülle des Lebens zu genießen.

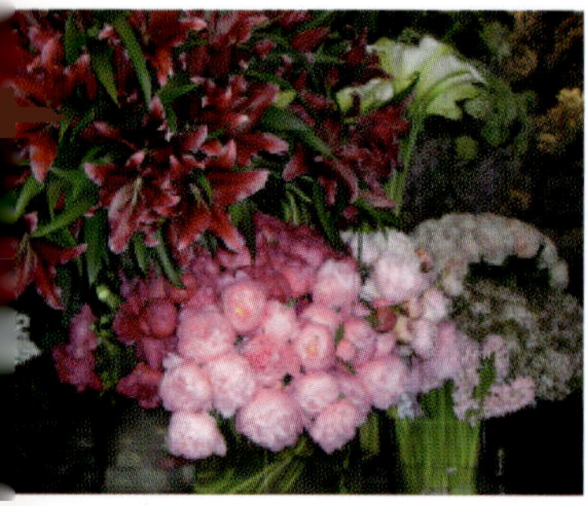

„Frieden" Lebensessenz und Lebenssymbol – Hausapotheke:

Probleme physisch:
Abszesse, Allergien, Arthritis, Bronchitis, Bulimie,

Ekzeme, generell Entzündungen (-itis), Fieberblasen, Gewächse, Gicht, Hepatitis, Juckreiz, Koliken, Kopfschmerzen, Krebs, Magersucht, Nägelbeißen, Nebenhöhlenprobleme, Psoriasis, Übergewicht, Zellulitis usw.

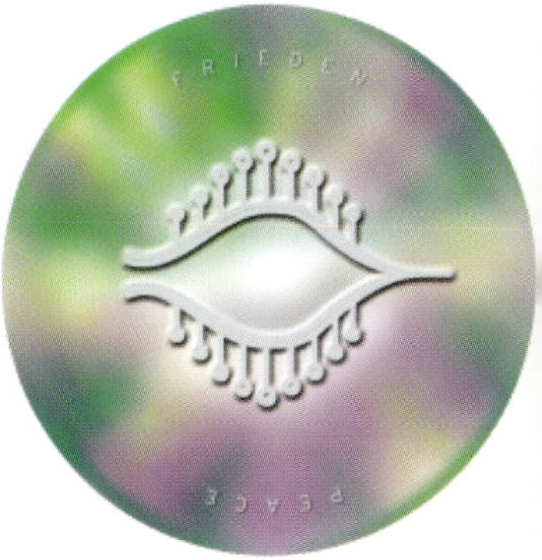

Probleme psychisch und mental:
Aggressivität, Angst vor dem Durchdrehen, Autoaggressivität, Beziehungsprobleme, Einsamkeit, Gefühl der Bitterkeit und Enttäuschung, Hemmung davor, Aggressivität zu äußern, Rachsucht, Verlust der Lebensfreude usw.

Entwicklungsmöglichkeit:
Annehmen der Umstände, Lebensfreude, liebevoller Umgang mit sich und anderen, Sanftheit, Selbstbewusstsein, Verständnis, innerer Frieden.

Lebensessenz 4 - Wirkung der Blüten und Edelsteine:

Roter Mohn schenkt innere Ruhe und löst Anspannung und Aggressivität; Andenopal bringt Gelassenheit, Chrysopras schenkt Vertrauen in sich selbst, Peridot löst aufgestauten Ärger und Wut und löst Selbstvorwürfe und Schuldgefühle auf, und Prasem kühlt hitzige Gemüter und fördert Selbstbestimmung und Beherrschung seiner Emotionen.
Farbe der Blüte: rot;
Farbe der Edelsteine: grün.
Lichtwässer: Lourdes, Santa Maria alla Fontana.

Lebenssymbol 4 – Wirkung:

Mit dem Lebenssymbol 4 können wir eine Atmosphäre von Frieden und innerem Reichtum erzeugen. Diese gleicht sehr wirkungsvoll alle Situationen aus, die von Wut oder Frustration bestimmt sind. Zornige Kinder, wütende Tiere oder „aufgeladene" Stimmungen werden schnell wieder besänftigt und friedvoll. Auch nach Streit oder Konflikten lässt sich die Energie wieder harmonisieren und beruhigen, wir können leichter annehmen und fühlen uns dadurch reicher und dankbarer. Entzündungen reagieren ebenfalls gut auf seine Schwingung. Farben: grün, violett, gelb-weiß; Symbol silber.

Anwendung von Essenz und Symbol

Körperlich wirkt die Essenz sehr gut am Solarplexus und am Halschakra, das Symbol in den Kniebeugen und an den Schultergelenken; außerdem überall dort, wo Entzündungen, Ekzeme oder Koliken auftreten. Sehr gut sind bei lokalen Anwendungen auch kühle Umschläge von Wasser, das mit dem Lebenssymbol 4 aufgeladen wurde (sehr wirkungsvoll, wenn man etwas Heilerde damit anrührt und aufträgt!), verstärkt noch durch einige Tropfen der Essenz 4.

In Räumen mit hitziger Atmosphäre, wo es öfter Streit und Konflikte gibt, wirkt das Symbol auch als Wandelstein sehr harmonisierend, wobei man noch durch die Kombination mit den Lebenssymbolen 3 und 9 (Im Fluss-Sein und Wahre Liebe) eine Verstärkung erzielen kann. Sehr gut wirkt in diesem Fall auch ein spezieller Edelstein, der Prasem, mit einigen Tropfen der Lebensessenz 4 in der Mitte der Dreiecksetzung.

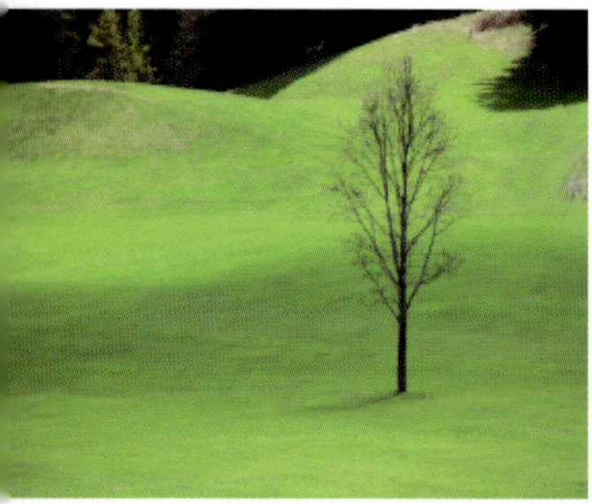

Wir können auch für den Frieden auf Erden etwas tun, indem wir eine Dreieckssetzung (wie oben) um die Landkarte eines Kriegs- oder Krisengebietes machen oder um das Land des Kriegstreibers und dafür um Frieden bitten.

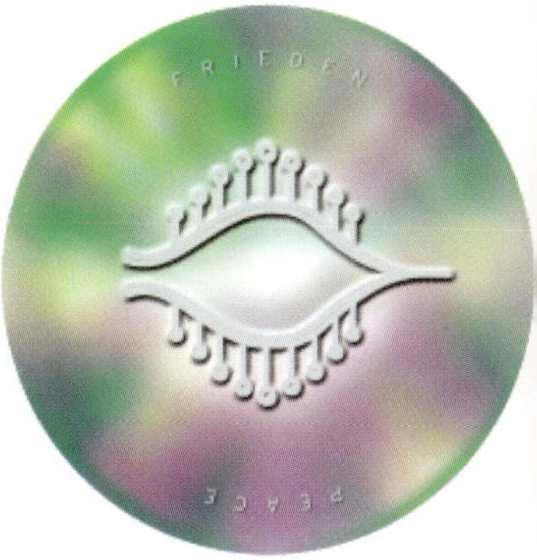

Es fallen jedem sicher sofort einige Länder ein, die Heilung brauchen würden! Energy-Sets mit dem Symbol 4 in der Kombination sind „Geschenke des Lebens“ (für inneren und äußeren Reichtum) und „Freude am Tun“ (für Energie und Konzentration bei Arbeit und Schule).

Mit dem Lebenssymbol 4 informiertes und mit der Essenz betropftes Wasser kann innerlich bei Entzündungen, Allergien und anderen Themen helfen, die unter „Beschwerden“ bei den Indikationen am Schluss angeführt sind; weiters hilft es äußerlich als kühlende Auflage (siehe oben) oder in einer Ringelblumen- oder Heilcreme. Das so aufgeladene Wasser kann man auch in ein Bad zur Entspannung, zum Ruhig werden und zur Kühlung von Körper und Seele geben (angenehm auch mit Ölen* von Basilikum, Lavendel, Melisse, Sandelholz). Sehr gut tun auch das Aura- und Raumspray oder der Roll-On „Kraftvoller Frieden, da sie eine Atmosphäre von Ruhe, Klarheit und Kraft erzeugen.

Erfahrungsberichte mit Lebensessenz und Lebenssymbol 4:

Fall 1: Ein 16-jähriger Bursche mit Problemen, Gefühle (besonders Wut) auszudrücken, und mit starker Akne, nahm die Lebensessenz 4 ein und trug sie mit Ringelblumenwasser vermischt auf das Gesicht auf. Zuerst wurde die Akne für zwei Tage stärker, dann deutlich weniger, wobei sich auch die psychischen Probleme des Jungen lockerten (er nahm danach noch die Essenz 6 „Selbstvertrauen“ ein, die die nächste Ebene seiner Probleme lösen half).

Fall 2: Ein 10-jähriger Junge kämpfte nach der Scheidung der Eltern sehr mit Wutanfällen. Nach der Einnahme der Lebensessenz 4 ging es ihm deutlich besser und er konnte in Ruhe mit der Mutter über seine Gefühle sprechen.

Fall 3: Liebe Irmgard, ich möchte dir heute über die verblüffende „Verwandlung“ des kleinen K. von einem hyperaktiven, cholerischen Kind mit regelmäßigen Wutausbrüchen, bei dem manchmal aus den Augen wirklich ein kleiner „Dämon“ herausschaute, in ein sehr sonniges und fröhliches Wesen berichten. Nachdem ich dich darum gebeten hatte, ihn in ein passendes Energiefeld zu legen (Symbole 4 „Frieden“, 5: „Loslassen“ und 9: „Wahre Liebe“, Anmerkung von I.G.) und ihn um Gottes Willen auch drin zu lassen, verwandelte sich dieses Kind innerhalb von Sekunden (!, ich habe es selbst fast nicht geglaubt) in ein völlig anderes. Inzwischen ist einige Zeit vergangen, und die „Verwandlung“ hat angehalten, trotz einigen Herausforderungen. Danke für all das und bitte: Lass ihn noch eine Weile drin liegen!
C. T., Kärnten

**delila 5 – „Loslassen“ –
Altes darf dem Neuen Platz machen**

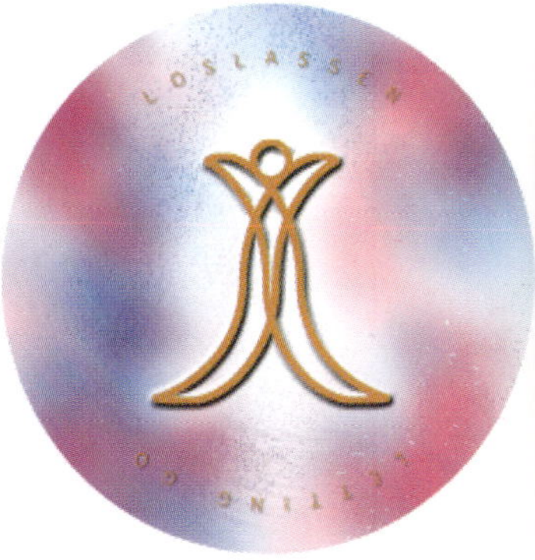

MEIN KRAFTSATZ:
„Ich lasse los und bin endlich frei!“

Wir Menschen haben im Lauf der Jahrtausende eine Angewohnheit entwickelt: Wenn wir etwas lieben, gerne mögen oder uns daran gewöhnt haben, möchten wir es behalten und nicht darauf verzichten. Das hat mit einer Art von „Sicherheitsdenken“ zu tun, da wir glauben, wir müssen Dinge oder Personen festhalten, damit sie uns nicht verlassen. In Wirklichkeit basiert dieses Denken wieder auf einem Mangel an Vertrauen, auf Angst und auf mangelnder Selbstsicherheit. Wir glauben nicht, dass es uns zustehen könnte, alles, was wir wirklich wollen, in unserem Leben zu manifestieren: Liebe, Wohlstand, Glück, Gesundheit usw.

Wenn wir erst einmal erkannt haben, dass wir unsere Erfahrungen und Bedingungen im Leben selbst erschaffen, (mittels des göttlichen Funkens in uns), jedoch zumeist aufgrund unserer Glaubenssätze und Beschränkungen nicht gerade die, die wir uns wirklich wünschen oder die wir naturgemäß zur Verfügung hätten, wissen wir auch, dass wir dies jederzeit ändern können. Wenn wir also zu Meistern unseres Lebens werden wollen, ist es nicht mehr notwendig, Altes, Überholtes festzuhalten und wir können darauf vertrauen, dass, wenn uns etwas „verlässt“, etwas Besseres nachkommt. Die Devise heißt also: Loslassen und Befreien!

Nicht umsonst haben Yogis, Meister und andere Weise immer wieder auf Dinge und sogar Personen verzichtet; nicht deswegen, weil Askese so viel Spaß macht, sondern weil sie wussten, dass wahre Freiheit aus dem Loslassen entsteht. Das heißt natürlich nicht, dass wir uns jetzt mit einem Lendenschurz in eine Höhle zurückziehen müssen; es bedeutet, dass man alles zur Verfügung hat, wenn man sich nicht mehr daran klammert. Das Universum ist immer bestrebt, einen Platz, der frei wird, wieder zu füllen. Wenn er aus der Energie der Liebe und der Hingabe freigemacht wird, werden ihn Liebe und Gnade wieder füllen!

Wir kennen alle das befreiende Gefühl, wenn wir unsere Wohnung oder den Kleiderkasten wieder einmal gründlich entrümpelt haben – Energie fließt wieder freier, Neues tut sich auf und man kann wieder besser durchatmen. Auch das System des Feng Shui, welches die Lehre vom richtigen Energiefluss repräsentiert, bestätigt die Wirkung solcher Aktionen auf alle Bereiche des Lebens.

Es zeigt sich immer wieder ein Gesetz des Lebens: wenn wir etwas wirklich losgelassen haben, stellen wir fest, dass wir es gar nicht mehr brauchen oder sogar damit belastet waren, oder aber wir bekommen genug davon, gerade, weil wir daran nicht mehr aus einer Energie der Angst festhalten. In jedem Fall ist das Thema eines der großen für die ganze Menschheit: denn wenn wir uns nicht mehr so sehr an erworbene

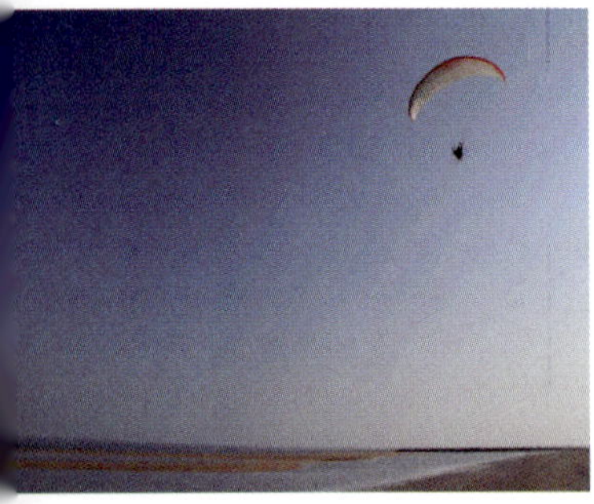

Privilegien, Wohlstand und vermeintliche Sicherheit klammern würden, könnten die Ressourcen in dieser Welt gerecht verteilt werden, wir könnten uns anderen Menschen vertrauensvoll öffnen, da wir keine Angst haben müssten, dass uns irgendetwas oder –jemand „weg genommen" wird und wir würden feststellen, dass von allem genug vorhanden ist. Wir müssten auch nicht mehr unsere

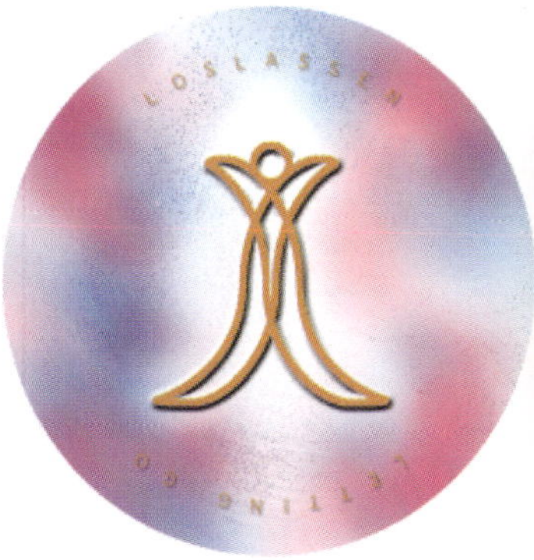

Mutter Erde misshandeln und plündern, da wir von Neid, Geiz und Habgier frei wären – diesen „negativen“ Seiten der Medaille. All diese Laster würden sich auflösen, wenn wir die Energie des Loslassens leben würden. Schließlich ist das eine der wichtigsten Übungen im Leben, da wir einmal am Ende unseres physischen Lebens alles loslassen müssen. Und wenn wir dieses „Sterben“, das letzte und radikalste Loslassen, rechtzeitig im Leben üben, wird es uns zum Schluss wesentlich leichter fallen.

Lebensessenz und Lebenssymbol 5 können uns dabei helfen, frei zu werden – von Wollen, Neid, Gier, falschen Vorstellungen, Überholtem und Vergangenem, das nicht mehr in unser Leben gehört, lassen uns unsere Scheuklappen ablegen und frei und offen auf Neues zugehen. Oft können wir erst dann erkennen, was wir wirklich brauchen und für uns wählen, wenn wir zuvor Altes abgelegt und losgelassen haben – dann wird der Blick wieder klarer, und wir können die Richtung auf dem Weg zur Liebe besser erkennen.

Das alles kann das Geschenk für uns sein, wenn wir loslassen!

delila 5 Lebensessenz und Lebenssymbol – Hausapotheke

Probleme physisch:
Blasenprobleme, chronischer Husten, Darmprobleme (spez. Verstopfung), Drüsenprobleme, Gallensteine, Hämorrhoiden, Kolitis, Krampfadern, Lymphprobleme, Migräne, Muskelverspannungen, Nierensteine, Ödeme, Osteoporose, Pilzerkrankungen, Übergewicht, Wechseljahrsbeschwerden, Wirbelverschiebungen usw.

Probleme psychisch und mental:
Alle Übergänge im Leben (Ortswechsel, Geburt, Pubertät, Wechseljahre, Tod), Festhalten an Altem, immer wiederkehrende Gedanken und Verhaltensmuster, Heimweh, Liebeskummer und nicht bewältigte Trennung, nicht älter werden können, sich zu sehr um andere sorgen, Sterbebegleitung, Trauer um Vergangenes usw.

Entwicklungsmöglichkeit:
Frei sein für Neues, Loslassen, Offenheit, Vertrauen, erkennen, was man wirklich braucht, Selbständigkeit.

Wirkung der Blüten und Edelsteine

Löwenzahn löst und entspannt, Aventurin hilft beim Loslassen von Sorgen, Chrysopras schenkt Unabhängigkeit und fördert Entgiftung und Entschlackung, Diopsid erlaubt uns, alte Schmerzen und Verletzungen loszulassen, Moosachat hilft, sich von Verhaftungen zu lösen, Silberauge wirkt krampflösend und Topas fördert Offenheit und regt Verdauung und Stoffwechsel an.

Farbe der Blüte: gelb;
Farben der Edelsteine: klar, grün, silbergrün.
Lichtwässer: Lourdes, Montichiari.

Lebenssymbol 5 – Wirkung

Durch das Lebenssymbol 5 wird die Energie des Loslassens und Befreiens aktiviert. Es kann bei allen Übergängen im Leben angewendet werden (Ortswechsel, Geburt, Pubertät, Wechseljahre, Tod), bei „klammernden" Menschen (gut auch bei Kindern, die nicht allein sein möchten oder an einer

Person „kleben“, ev. zusammen mit den Lebenssymbolen 1 und 6), bei immer wiederkehrenden Situationen oder Gedanken, bei allen notwendigen Veränderungen im Leben und für „Abnabelungs“- und Trennungsprozesse (Kinder, Eltern, Partner, Sterbende).

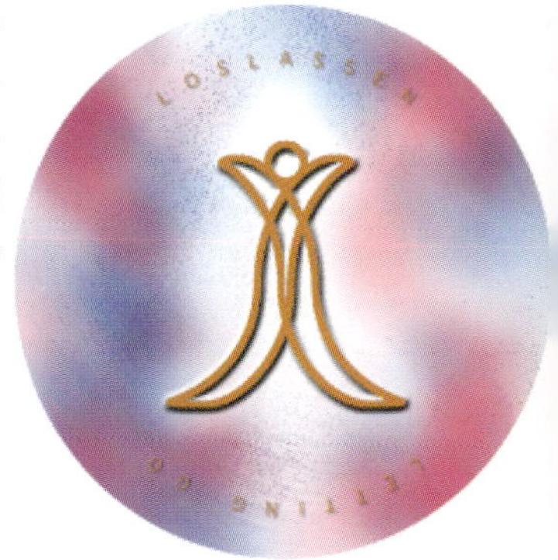

Farben: violett, lila, weiß; Symbol kupfer

Anwendung von Essenz und Symbol

Gerade bei dem Thema „Loslassen und Befreien“ ist die Kombination Lebenssymbol mit der Lebensessenz 5 sehr effektiv, z.B. in Bädern zusammen mit dem durch das Symbol energetisierte Wasser oder zum Einmassieren mit dadurch informierten Lotionen oder Ölen (Wasseransammlungen, Milchstau usw.), ev. mit ätherischen Ölen* von Lavendel, Neroli, Ylang-Ylang und Wacholder.

In Räumen zum Loslassen belastender Energien wirkt wunderbar als Raum- und Auraspray „Fließende Entspannung“, oder am Körper angewendet als gleichnamiger Roll-On, wenn ich leichter loslassen und durchatmen möchte. Auraspray und Roll-On „Innere Mitte“ helfen ebenfalls dabei, Altes loszulassen, wieder zu sich zu kommen und zentriert zu bleiben.

Wenn wir die Energie des Lebenssymbols 5 am Körper anwenden möchten, sind der Bauchbereich und die Hüften die Hauptanwendungsgebiete (Darm, Verdauungs- und Ausscheidungsorgane). Für die Essenz bietet sich perfekt der Schulterbereich an, speziell bei Muskelanspannungen dort und im Nacken. Natürlich können auch andere Bereiche durch das Aufkleben des Tattoos oder Auf- bzw. Unterlegen des Symbols energetisiert werden: speziell solche, die von Wasseransammlungen betroffen sind, oder wo es eine Art von Stau gibt. Innerlich unterstützt dann effektiv die Einnahme der Essenz 5. Steinleiden werden ebenfalls positiv beeinflusst; hier wäre die Dreieckssetzung unter der Matratze wichtig (Lebenssymbol 3, 4 und 5) und zusätzlich Einreibungen mit dem Lebensessenz 5 auf der betroffenen Stelle. Als Energy-Sets wirken hervorragend „Frei sein“ (Frei werden von Süchten und Gewohnheiten) und „Pure Energie“ (zur Entstörung und Energetisierung von Heil- und Lebensmitteln).

Bei den oben erwähnten Übergängen im Leben kann auch mit den Dreieckssetzungen gearbeitet werden. Dabei ist die einzelne Situation zu berücksichtigen, da man beispielsweise bei der Geburt nicht das Gleiche braucht wie beim Tod (obwohl diese Situationen gar nicht so unterschiedlich ist, wie man vielleicht zuerst annehmen würde!). Genaueres beschreibe ich später bei den Lebenssymbol-Triaden!

Bei eher psychischen Problemen wie nicht bewältigter Trennung ist ein Auflegen des Symbols oder das Aufkleben der Life Energy Tattoos auf das Herzchakra, ev. mit dem Lebenssymbol 6 auf dem Unterbauch, sehr hilfreich. Bei Trauer um Vergangenes oder Heimweh können wir die Lebenssymbole 2 (Herzchakra) und 5 (Solarplexuschakra) verwenden, am besten immer unterstützt von den entsprechenden Lebensessenzen.

Erfahrungsberichte mit Lebensessenz und Lebenssymbol 5

Fall 1: Frau mit chronischem Asthma und Wasserstau in den Beinen atmete nach dem Einmassieren der Lebensessenz 5 im Bereich der Bronchien und des Brustbeins leichter durch;

Zum Einmassieren der Beine wurden einige Tropfen der Essenz in eine Basiscreme gegeben, mit der sie sich ebenfalls regelmäßig behandelte und danach gleich eine abschwellende Wirkung in den Beinen feststellen konnte. Die Wirkung der Essenz bewies eindeutig die Tatsache, dass sie zuerst den unteren Teil der Creme nicht so gut mit der Flüssigkeit verrührt hatte und die Wirkung nach der Hälfte prompt nachließ. Nachdem etwas von der Essenz mit dem Rest der Creme wieder ordentlich verrührt wurde, stellte sich die Wirkung gleich wieder ein.

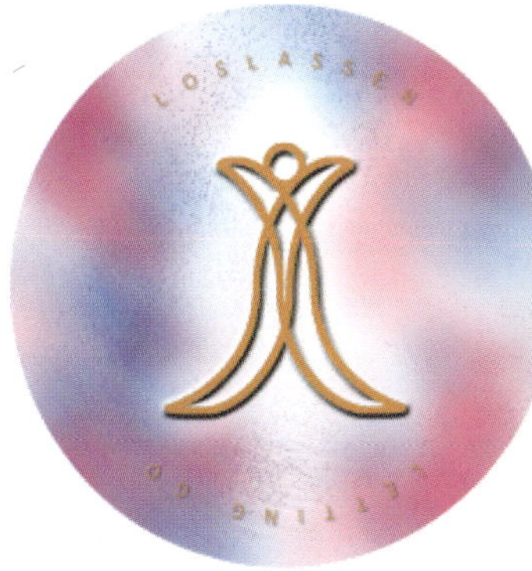

Fall 2: Eine junge Mutter versuchte zuerst erfolglos, ihre eineinhalbjährige Tochter abzustillen. Nebenbei blieb diese, auch nicht für kurze Zeit, bei jemand anderem als bei der Mutter. Nach dreitägiger Einnahme der Lebensessenz 5 durch Mutter und Tochter war das Abstill-Problem gelöst und das Kind blieb auch zum ersten Mal ohne Schwierigkeiten für einige Stunden bei einer Freundin.

Fall 3: Ein junger Mann, der versuchte, mit dem Rauchen aufzuhören, schaffte es ohne große Probleme durch die Einnahme des Lebensessenz 5, da ihm die Zigaretten plötzlich nicht mehr schmeckten!

Fall 4: Katharina (meine Jüngste) hat heute in der Früh in der Kindergruppe erbrochen und ich hab sie dann wieder mit nach Hause genommen. Es fehlte ihr sonst nichts. Zu Mittag beim Schlafengehen hat sie sich eine Symbolkarte gezogen und wollte auch ein Tattoo. Und dann war ihre Bemerkung: „Jetzt brauch ich nicht mehr brechen!“ Übrigens: Loslassen war das Thema!
Elisabeth Kainz, delila Expertin

delila 6 – „Selbstvertrauen“ – Ich entdecke mich neu

MEIN KRAFTSATZ:
„Ich bin es WERT, geliebt zu werden“

Haben wir schon einmal wirklich über die Begriffe „Selbstwert“ und „Selbstvertrauen“ nachgedacht? Diese Begriffe bedeuten nämlich, dass uns unser Selbst, das Wahre Selbst, etwas wert sein sollte, dass wir ihm vertrauen sollten und das ist nichts anderes, als unserer wahren Essenz, dem Göttlichen in uns, Wertigkeit zu geben.

Doch wir sind meist weit davon entfernt, das zu tun; aus unserer menschlichen Erfahrung heraus vertrauen wir oft nicht einmal uns selbst als Person, da sehr viele von uns im Kindesalter oder auch später dieses Vertrauen in sich selbst verloren haben.

Wie viele von uns haben Worte wie: „Das kannst du nicht – Du weißt das nicht – wenn du nicht brav bist, nicht lernst, deine Hausaufgaben nicht machst – kein(e) gute(r) Mutter/Vater bist – nicht das Sollziel erreichst......bist du nichts wert“ gehört? Das fördert natürlich nicht unbedingt das Vertrauen in die eigene Person und lässt uns erst recht nicht erkennen, dass wir alle dieses Göttliche in uns haben, ja, dass DAS unsere wahre Natur ist!

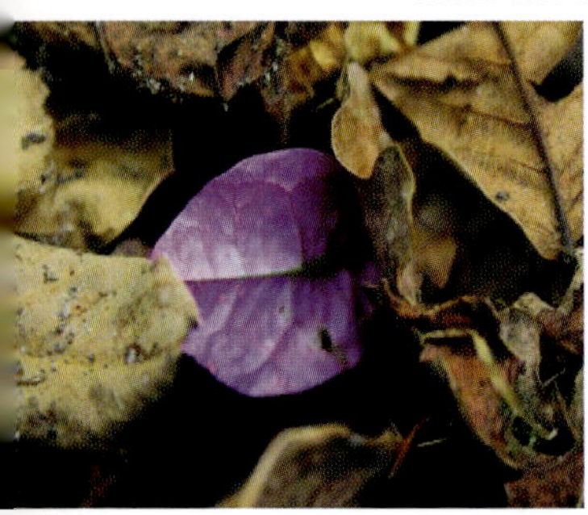

Aus diesem Unvermögen, in sich den wahren Wert zu erkennen und seinen Fähigkeiten, seiner Urteilskraft und seiner Verantwortung für die eigene Entwicklung zu glauben, resultieren die unterschiedlichsten Verzerrungen: Sehr oft finden wir Masochismus („Ich bin es nicht wert“), das

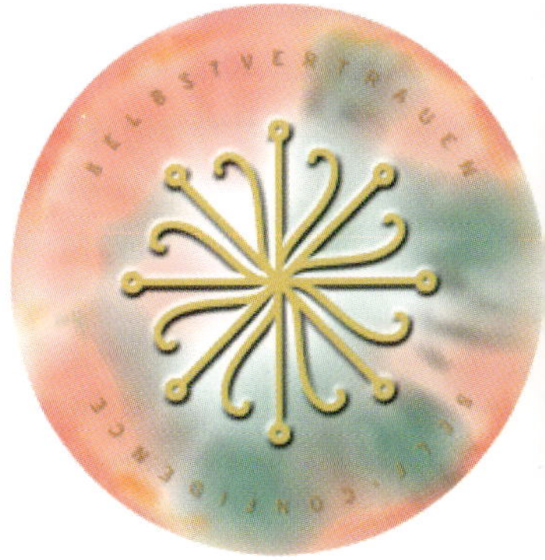

„Helfersyndrom" („Die Anderen sind wichtiger als ich"), Verleugnung der eigenen Bedürfnisse und Befindlichkeiten („Es geht mir gut, ich brauche nichts"), Ablehnen von Verantwortung („Ich kann das nicht, ich schaffe es nicht") Opferhaltung („ich bin so arm, alle gehen immer auf mich los") und oft tiefe Selbstablehnung („Ich mag mich nicht/hasse mich"). Das alles kann in Wirklichkeit nur bestehen bleiben, wenn wir an uns selbst als kleine menschliche Wesen denken, die Opfer des Schicksals, der Umstände oder anderer Personen geworden sind. Es gibt einen sehr wahren Satz:

„Wem du die Schuld gibst, dem gibst du die Macht!"

Wenn wir also erkennen, dass wir alle hier sind, um Erfahrungen zu machen und durch sie wieder uns selbst als göttliche Wesen zu entdecken, gibt es keinen Grund mehr für Schuldzuweisungen dafür, warum wir zu dem geworden sind, was wir sind. Die Verantwortung für unsere Entwicklung liegt ganz allein bei uns auf der Seelenebene. Und natürlich haben wir auch die Kraft und die Fähigkeiten dazu, diese Aufgabe zu bewältigen!

Was ist aber eigentlich das „Wahre Selbst"? Es ist die zarteste, leise Stimme in uns, die immer weiß, was das Göttliche uns mitteilen möchte und die wir so oft überhören. Es ist die Stelle, wo wir immer klar, ehrlich, voller Liebe und Hingabe sind – und das sind wir alle in Wahrheit! Dieses Selbst wieder zu entdecken, wertzuschätzen und ihm zu vertrauen, ist eine der größten und schönsten Herausforderungen im Leben, so wie es schon Nelson Mandela in seiner berühmten Rede vor den Vereinten Nationen dargestellt hat.

Wenn wir das einmal wirklich erkannt haben, können uns viele von uns als Menschen erschaffenen Probleme und Situationen nicht mehr wirklich etwas anhaben, da wir wissen, wer wir wirklich sind. Wir brauchen nichts mehr zu werden, weder schöner, stärker, erfolgreicher, spiritueller usw., da wir das alles schon längst sind und es nur vergessen haben. Der Unterschied zu wirklichen „Meistern" und uns ist wirklich nur der, dass sie wissen und in jedem Moment erfahren, wer sie wirklich sind. Das heißt, wir müssen nur wieder unser(es) Selbst bewusst werden.

Um uns durch die oben genannten Themen zu dieser Erkenntnis zu begleiten, wurden Lebensessenz und Lebenssymbol 6 – Selbstvertrauen – geschaffen. Sie helfen uns dabei, uns selbst wieder neu zu entdecken als das, was wir wirklich sind – Kraft, Freude, Klarheit, Wahrheit und Liebe!

delila 6 Lebensessenz und Lebenssymbol – Hausapotheke:

Probleme physisch:
Akne, Bandscheibenprobleme, Candida, Diabetes, Erkrankungen des Knochenmarks, Frauenleiden (Endometriose, Dysmenorrhoe, Amenorrhoe usw.), Genitalprobleme, Herzanfall, Kreislaufprobleme, Migräne, Neuralgien, Potenzschwierigkeiten, Schilddrüsenprobleme, Süchte usw.

Probleme psychisch und mental:
Akzeptiert sein/ihr Mann/Frau-Sein nicht, braucht immer wieder Bestätigung von außen, gönnt sich nichts, schüchtern, Selbstzweifel, übergroße Selbstkritik, unauffällig, vertraut sich selbst nicht, trägt Lasten anderer, will nicht zur Last fallen, vertraut nicht der inneren Stimme usw.

Entwicklungsmöglichkeit:
Seine eigene Kraft, Macht und Verantwortung wahrnehmen; wissen und lieben, wer man ist; sich selbst vertrauen, seinem eigenen Weg folgen – egal, was von außen gesagt wird.

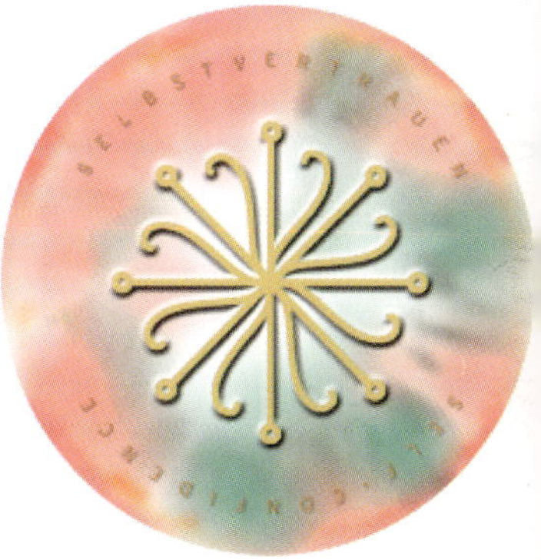

Lebensessenz 6 - Wirkung der Blüten, Edelsteine und Metalle

Wegwarte öffnet das Herz und hilft bei Minderwertigkeitsgefühlen, Amethyst erhöht das Selbstwertgefühl und regt zu größerer Liebe an, Saphir sorgt für vermehrten Persönlichkeitsausdruck und für Klarheit und Inspiration im Selbst, Gold stärkt den eigenen Wesenskern und Kupfer fördert die Liebe zu allen Wesen und hilft, Gefühle zu zeigen.

Farbe der Blüte: blau,
Farben der Edelsteine (Metalle): violett, blau, gold, kupfer.
Lichtwässer: Montichiari, San Damiano.

Lebenssymbol 6 – Wirkung

Mit dem Lebenssymbol 6 verstärken wir die Energien von Selbstwert und Selbstvertrauen in uns. Es geht um das Annehmen der eigenen Person mit allen Schwächen, darum, die eigene Kraft zu aktivieren und selbst auch die Verantwortung für seine Denkweise und alle Entscheidungen zu übernehmen. Sehr oft resultiert der Mangel an diesen Eigenschaften aus der Kindheit und hat auch mit Opferdenken zu tun. Bei schüchternen Kindern oder Tieren, die sich immer „unterwerfen“, können Resultate oft schnell sichtbar werden!
Farben: rosa, grün, weiß; Symbol gold.

Anwendung von Essenz und Symbol

Am Körper sind die stärksten Entsprechungen zum Thema am Sexualchakra (speziell Symbol) und am Herzchakra (gut für die Essenz) zu finden. Auch das Solarplexuschakra hat viel mit der Liebe zu sich selbst zu tun. Hier können wir das „Selbstvertrauen“ sehr gut anwenden, ev. auch kombiniert mit dem Lebenssymbol 1 (Vertrauen), wenn eher Ängstlichkeit vorherrscht, kombiniert mit der Nr. 2 (Lebensfreude), wenn Trauer oder Depression mitschwingen, oder mit der Nr. 4 (Frieden), wenn Wut oder Frustration spürbar sind. In jedem Fall passen, je nach Situation, alle anderen Lebenssymbole dazu. Wir können dabei schnell entdecken, was im speziellen Fall angezeigt ist!

Gerade bei diesem Thema ist das „sich liebevolle Zuwendung schenken“ durch ein wohltuendes Bad oder eine sanfte Massage besonders wichtig – perfekt mit durch Lebenssymbol und Lebensessenz 6 energetisiertem Wasser und Körperpflegeprodukten. Deshalb ermutige ich jeden dazu, sich einen solchen Genuss öfter zu gönnen, vielleicht noch mit Zusätzen von duftenden Aromaölen* wie Rose, Kiefer, Patchouli und Ylang-Ylang. Sogar Partnerprobleme können verbessert werden; denn wenn man sich selbst zuwenig liebt, kann man auch nicht genug Liebe weitergeben! Ganz abgesehen davon ist ein gemeinsames Bad oder eine gegenseitige Massage auch eine wunderbare Gelegenheit, sein Mann/ Frau-Sein zu pflegen und sich gegenseitig etwas Gutes zu tun! Wunderbar hilft dabei auch das herrlich duftende Auraspray „Freudvolle Liebe“, es öffnet das Herz und schenkt sinnlich-freudige Impulse. Dasselbe erreiche ich bei der Anwendung des Roll-Ons, mit dem ich mich auch selbst liebevoll verwöhnen darf. Weitere Informationen speziell zum Mann-Frau Thema finden sich in den Kapiteln später im Buch...

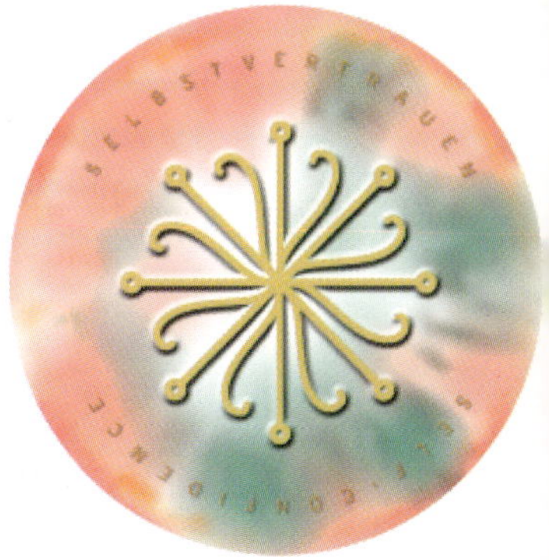

Wenn wir zum Thema Selbstwert und Selbstvertrauen eine Dreieckssetzung machen wollen, kann die Kombination der Lebenssymbole 1, 6 und 8 sehr kraftvoll sein, da uns dann klar wird, dass wir auch für andere verstärkt die Energie und Liebe haben werden, indem wir etwas für uns tun - ohne das Gefühl zu haben, dass wir selbst immer zu kurz kommen. Ein passendes Energy-Set ist „Freude am Tun" (für Selbstvertrauen, Energie und Konzentration bei Arbeit und Schule).

Übrigens können Dreieckssetzungen nicht nur großflächig in Räumen oder am Bettplatz unter der Matratze gemacht werden; sehr wirkungsvoll können sie auch um ein Foto der betroffenen Person platziert werden. Und als Triaden-Tattoos zum Thema Selbstwert haben wir die richtige Kombination schon sofort zur Hand!

Schließlich möchte ich noch darauf hinweisen, dass speziell bei Frauenproblemen, die oft mit diesem Thema zusammen hängen, an die Anwendung von Lebenssymbol und Lebensessenz 6 gedacht werden sollte. Auch damit informierte und betropfte Sitzbäder wirken sehr harmonisierend (ev. mit einem zugesetzten Heilkräuterabsud, je nach Problem)! Weitere Ergänzungen finden wir wieder im zweiten Buch.

Erfahrungsberichte mit Lebensessenz und Lebenssymbol 6

Fall 1: Ein 8-jähriges Mädchen war immer sehr schüchtern und konnte sich ihrem älteren Bruder gegenüber (es sind insgesamt vier Geschwister in der Familie) nicht durchsetzen Es kämpfte auch stark mit Eifersucht. Nach der Einnahme der Lebensessenz 6 ging es viel mehr aus sich heraus, geht jetzt auch offen auf seinen Bruder zu und ist dabei, ein sehr liebevolles Verhältnis zu ihm aufzubauen.

Fall 2: Eine Frau mit mangelndem Selbstwertgefühl nahm die Lebensessenz 6 ein und gab auch etwas davon in ihre Körperlotion. Sie schrieb nach zwei Wochen der Einnahme, dass sie sich viel besser und fröhlicher fühlt und sogar wieder aufrechter geht.

Fall 3: Eine junge Polizistin, die schon vom Elternhaus her und auch jetzt in ihrer Arbeitsstelle immer unterdrückt und fremdbestimmt wurde, war nach der Einnahme der Lebensessenz 6 imstande, ihre Meinung klar und bestimmt zu vertreten und behauptet sich jetzt sehr effektiv im Alltag, ohne jedoch aggressiv oder machtbetont zu agieren.

Fall 4: Ein 12-jähriges Mädchen war bei mir, sie hatte vor einem bevorstehenden Referat Angst, das sie vor ihrer ganzen Klasse halten musste. Sie hat auch Angst, vor anderen Menschen zu sprechen. In der schamanischen Energiesitzung habe ich mit ihrem Gefühl gearbeitet, das sie mit Angst in Verbindung bringt. Während der Energiesitzung habe ich das Symbol „Selbstwert/ Selbstvertrauen“ dazu genommen und es auf ihr 3. Chakra gelegt. Beim Abschlussgespräch hat sie mir erzählt, dass sie die Symbole schon entdeckt hatte, bevor wir noch zu arbeiten begonnen hatten, und sie hat dieses Symbol am besten gefunden. Ich habe für sie eine Kopie angefertigt und ihr mitgegeben. Seither hat sie das Symbol immer mit oder legt es vor dem Einschlafen unter ihr Kopfkissen. Auf das Referat hat sie ein „Sehr gut“ bekommen, sowie auf alle Schularbeiten danach. *Rita Löffler, delila® Expertin*

delila 7 – „Kraft“ – Die Quelle der Energie entdecken

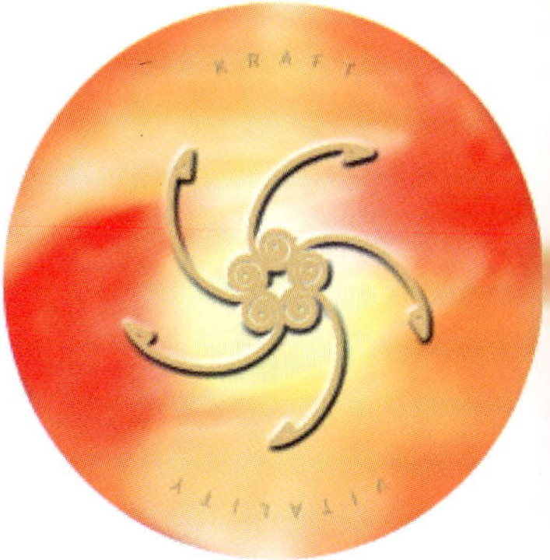

MEIN KRAFTSATZ:
„Ich bin voller Kraft und gehe mutig ins Leben“

Wann fühlen wir uns kraftlos, müde oder krank?

Meist ist es so, dass wir überfordert sind von dem, was wir selbst uns aufgebürdet haben oder uns aufbürden haben lassen; dass wir im Innersten spüren, dass etwas falsch läuft, aber nicht darauf hören; dass wir also nicht im Einklang mit unserer Seele sind. Das kostet Kraft, da wir gegen die Stimme unseres Selbst arbeiten und diese Kraft nicht dafür nutzen, unseren Weg in Übereinstimmung mit ihm zu gehen. Es ist wie ein Schwimmen gegen den Strom und nicht mit ihm.

So viele von uns glauben, sie müssten im Leben gewisse Ziele erreichen, die einen großen Kraftaufwand erfordern: Ein Haus, ein tolles Auto, Fernreisen, einen passenden Partner, einen Platz in der Vorstandsetage, einen gefüllten Kleiderschrank, Kinder mit Doktortitel, große Meister zu sein, erleuchtet und, und, und....Die Liste ließe sich endlos fortsetzen. Der Preis, den wir dafür zahlen, ist sehr oft das Burn-out-Syndrom, Stress, Kraftlosigkeit und Krankheit.

Wann spüren wir unsere wahre Kraft?

Wenn wir tiefe Freude in dem empfinden, was wir tun (ob es nun das Leiten einer Firma oder das Asphaltieren einer Straße ist), wenn wir eine duftende Rose betrachten, einen strahlenden Sonnenuntergang, ein zutiefst berührendes Musikstück hören oder in die unschuldigen Augen eines Kindes schauen – dann ist diese Qualität da, wir erkennen, woher unsere Kraft wirklich kommt – aus dem, was wir wirklich sind.

Wir alle haben in Wirklichkeit, in unserer Wahrheit, in unserer Seele, viel größere Ähnlichkeit mit einer Rose als mit einem Generaldirektor, und das spüren wir in unserem tiefsten Inneren, woher auch unsere Energie kommt – und das ist keine Energie, die mit Macht, Einfluss oder materiellem Reichtum zu tun hat, sondern eine frische, klare, fröhliche Energie und Vitalität, die mit der Kraft der Quelle in uns sprudelt.

Das heißt natürlich nicht, dass wir nicht in Wohlstand und Anerkennung leben können. Es bedeutet nur, dass die Antriebsfeder dahinter dann der natürliche Fluss unserer Seele ist, dessen Lied wir lauschen, statt unseres Wollens.

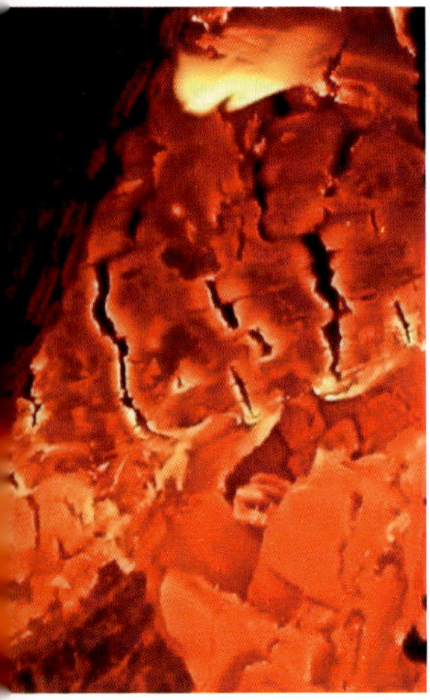

Es ist oft ein Nicht-Einverstanden-Sein mit den Lebensumständen, dem Partner, der Situation, in der man sich gerade befindet, dass man sich ausgelaugt und müde fühlt. Wenn man sich genau ansieht, warum man einen Widerstand dagegen hat und versteht, dass jede Situation eine Gelegenheit zur Weiterentwicklung in Richtung Liebe ist, kann man die Umstände schon viel leichter akzeptieren und daraus auch wieder Energie schöpfen.

So können auch Krankheitsprozesse, die ja meist einiges an Kraft kosten, sehr wertvolle Möglichkeiten zur Persönlichkeitsentwicklung sein. Da sie meist aus Verzerrungen in Seele und Geist entstehen, zeigen sie uns sehr deutlich die Abweichung von unserem Selbst auf und können so auch wie-

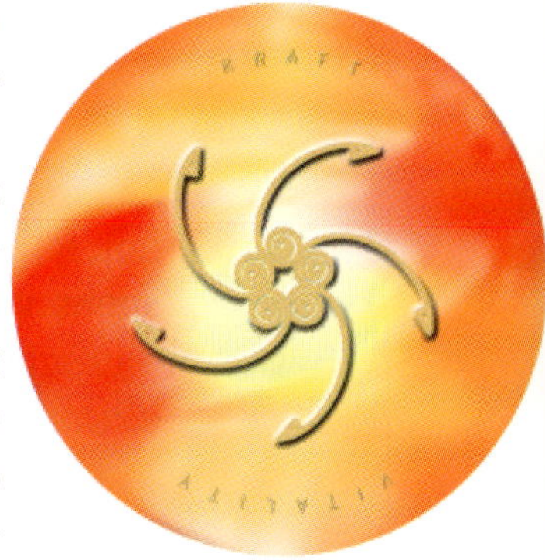

der eine Chance für Veränderung in uns sein, wenn wir bereit sind, auf die Botschaft hinter der Krankheit einzugehen.
Die permanente Reizüberflutung unserer Welt macht es erforderlich, genau zu unterscheiden, was wichtig ist und was eine Belastung für Körper, Seele und Geist – denn dass fast alles machbar ist, bedeutet noch lange nicht, dass es uns auch gut tut! Frische Luft, Sonne, Qualität der Nahrung und des Wassers und angemessene Bewegung sorgen für einen guten Energiefluss im Körper und dadurch auch in den anderen Bereichen unserer Existenz. Wir können dann auch mutig in den neuen Tag gehen, denn die wahre Kraft in uns stärkt und stützt uns in jeder Hinsicht, und sorgt auch dafür, dass die Energie richtig umverteilt wir – nicht zuviel und nicht zuwenig!

Wenn die Kraft wieder zurückgekehrt ist, folgt damit meist auch ein Anwachsen an persönlichem Mut – Mut, unsere Meinung zu sagen; Mut, einen neuen Schritt im Leben zu wagen; Mut, unsere Ängste zu überwinden und Mut, alte Mauern nieder zu reißen. Wir sehen also, Mut ist in unserem Leben immens wichtig, und jeder Mensch braucht ihn dringend zur Überwindung alter Muster.

Wenn wir dann noch darauf achten, dass wir vermehrt unserem Selbst (und nicht unseren Denkmustern, Vorstellungen und Konzepten) folgen, können diese ursprüngliche Kraft und neuer Mut in uns zu wirken beginnen – und dabei werden uns Lebensessenz und Lebenssymbol 7 die nötige Unterstützung geben.

delila 7 Lebensessenz und Lebenssymbol – Hausapotheke:

Probleme physisch:
Allergien, Antriebsschwäche, Blutkrankheiten, Denkprobleme durch mangelnder Energieversorgung des Gehirns, Energiemangel, Epstein-Barr-Virus, Ermüdung, Herz- oder Immunschwäche, Rekonvaleszenz, übergroßes Schlafbedürfnis (Chronic-Fatigue-Syndrom), schlecht funktionierender Darm usw.

Probleme psychisch und mental:
Bei großen Anforderungen, Burn-out-Syndrom, „Faulheit", geistiger Ermüdung, innerem und äußerem Stillstand, sich kraftlos und ausgelaugt fühlen, disharmonische Kräfteverteilung (da zu viel – dort zu wenig) usw.

Entwicklungsmöglichkeit:
Energie und Lebensfreude haben, Krankheit überwinden, ausbalancierte Energien besitzen, das Immunsystem und unsere „Körpermotoren" stärken (Gehirn – Herz – Darm) Kreativität entwickeln, zur eigenen Kraft finden usw.

Lebensessenz 7 - Wirkung der Blüten und Edelsteine:

Kapuzinerkresse schenkt Lebensfreude und Fröhlichkeit; Rainfarn bringt Stärke und Entscheidungsfähigkeit; Bergkristall vitalisiert und belebt; Rote und weiße Koralle regen den Stoffwechsel an und kräftigen; Rubin bringt Vitalität und Dynamik.

Farben der Blüten: Orange, gelb;
Farben der Edelsteine: Klar, weiß, rot.
Lichtwässer: Lourdes, Medjugorje.

Lebenssymbol 7 – Wirkung:

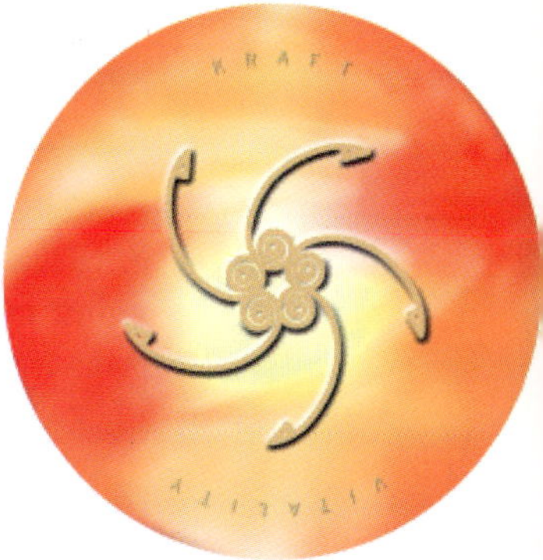

Die Stärke des Lebenssymbols 7 liegt darin, dass es uns Kraft und Mut vermittelt – und das bedeutet wirkliche Lebens- und Antriebskraft. Stress, Krankheit und Ausgelaugtheit können so durch seine Wirkung ausgeglichen werden. Es kann auch für kränkelnde Tiere und Pflanzen und überall da angewendet werden, wo Schubkraft und der „Motor" fehlen oder wo er nicht rund läuft, also die Energieverteilung nicht stimmt.

Farben: rot, golgelb, orange, Symbol: gold

Anwendung von Essenz und Symbol

Da Lebensessenz und Lebenssymbol 7 besondere Wirkung auf unser Gehirn, Herz, das Blut, Immunsystem und Hormondrüsen hat, können sie mit gutem Erfolg auf das Sexualchakra (Milz-Blutbildungszentrale) und das Herzchakra (Thymusdrüse-Immunsystem) aufgelegt oder aufgeklebt und auf das Stirnchakra (Gehirn-Hormonschaltzentrale) als Essenz einmassiert werden. Wenn ein Mensch zuwenig geerdet ist und dadurch durch sein Wurzelchakra nicht genug Erdenergie aufnimmt, kann man die Karte auch dort auflegen oder ein Tattoo kleben und ev. unter die Füße das Lebenssymbol 3 oder 10 platzieren (überall dort, wo man eine längere Zeit sitzt oder steht).

Das Trinken von Wasser, das mit dem Lebenssymbol 7 informiert und mit der Essenz 7 betropft wurde, wirkt ebenfalls sehr anregend auf Stoffwechsel, Stimmung und Kreislauf. Wenn wir einmal ein aufmunterndes Bad brauchen, geben wir dieselbe Mischung, ev. noch mit einem Rosmarinabsud, ins Wasser. Eine vitalisierende Körperpflege erhalten wir mit einer Basiscreme oder -lotion, die wir mit dem Symbol aufladen und der wir dann einige Tropfen der Lebensessenz 7 und vielleicht noch die ätherischen Öle* von Rosmarin, Pfefferminze und Petit Grain beimengen. Auch der Roll-On „Kraftvoller Frieden" von delila kann wunderbar zur Unterstützung angewendet werden, und wir starten gekräftigt in den Tag. Als Energy-Sets kann ich wärmstens „Gute Fahrt" (für sichere Fahrt und Energie-Einsparung), „Pure Energie" (zur Entstörung und Energetisierung von Heil- und Lebensmitteln) und „Klares Wasser" (für Klarheit, Reinigung und Information von Quellwasser) empfehlen.

Einen Raum, der schlecht zirkulierende Energie hat oder in dem gelernt und gearbeitet werden soll, kann man mit einer Dreieckssetzung der Lebenssymbole 3, 7 und 8 sehr gut beleben. Wenn wir dann noch Bergkristalle oder Tigereisen zum Verstärken verwenden, die Lebensessenz 7 darauf träufeln oder, noch einfacher, das Auraspray „Kraftvoller Frieden" versprühen, werden wir bald „Bäume ausreißen" können (bitte nicht wörtlich nehmen)!

Erfahrungsberichte mit Lebensessenz und Lebenssymbol 7:

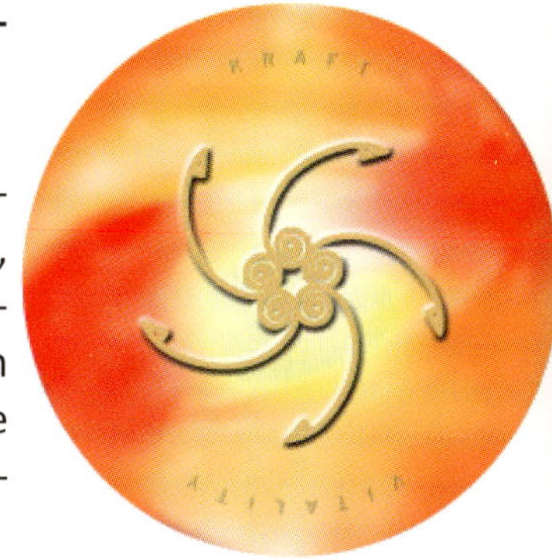

Fall 1: Eine Frau mit starker Müdigkeit und Antriebslosigkeit, die morgens schwer aus dem Bett kam, schrieb nach der Einnahme der Lebensessenz 7 einen begeisterten Brief. Sie freue sich jeden Morgen auf den neuen Tag, fühle sich wieder fit, habe ihre Wohnung umgeräumt und sich zu einem Trommelkurs angemeldet.

Fall 2: Ein 9-jähriger Junge war immer müde, kam in der Früh nicht so recht aus dem Bett und konnte sich auch in der Schule schlecht konzentrieren. Nach der Einnahme der Lebensessenz 7 hatte er viel mehr Energie und auch die schulischen Leistungen besserten sich.

Fall 3: Meine Erfahrung mit den Energy Tattoos: ich hatte auf der Gesundheitsmesse Klagenfurt am ersten Tag Kreuzschmerzen und Verkrampfungen im Unterleib. Das Austesten des Tattoos ergab die Nr. 7 („Vitalität“) als die Passende für mich. Aufkleben am Solar Plexus. Den ganzen Tag viel Wirbel auf der Messe, am Abend zu Hause bemerke ich, dass sich mein unterer Rücken und Unterbauch leicht und frei anfühlen. Dieses Gefühl hält alle drei Messetage an und am 4. Tag ist das Tattoo nicht mehr sichtbar.
Renate Aizetmüller, Bowen-Behandlerin

delila 8 – „Klarheit“ – Der Weg liegt klar vor mir

MEIN KRAFTSATZ:
„Ich sehe den Weg jetzt klar vor mir“

Eines der gravierenden Themen unserer Zeit ist in unserer westlichen Welt die dauernde Reizüberflutung, das Ausmaß der Verwirrung in unseren Köpfen und die ständige Sucht nach Zerstreuung. Wir haben unserem Denken, unserem Ego, den Großteil der Macht übertragen; und statt dass unser Denken zumindest in der Waage mit der Stimme unseres Herzens ist, spielt es sich zum Herrscher über diese auf. Fast alles in unserer westlichen Welt wird vom Gehirn dominiert: die Wissenschaften, die Erziehung, die Kultur und unser Glauben an das, was Wertigkeit besitzt.

Das bedeutet nichts anderes, als dass die männliche Energie, die dem Denken innewohnt, zu einer überbetonten, das Weibliche verneinende Qualität geworden ist. Wir befinden uns in Disharmonie, in Disbalance, und können so nicht mehr zentriert und klar denken und fühlen.

Verstehen wir uns nicht falsch, das soll kein Plädoyer für die Frauen und gegen die Männer sein. Es bedeutet nur, dass, wenn diese Qualitäten nicht gleichberechtigt zusammenarbeiten, es sich auf die Dauer als Ungleichgewicht bemerkbar macht – und das tut es bereits in Partnerschaften, in unseren politischen und wirtschaftlichen Systemen und in Form von Machtstreben und Kriegsgeschrei überall auf der Welt.

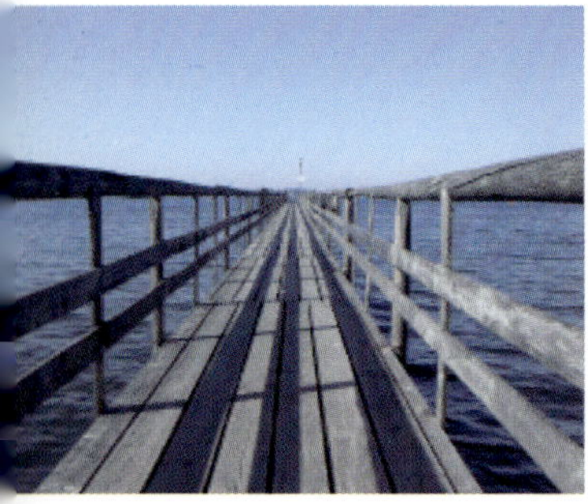

Was hat das alles aber mit Klarheit zu tun? Mehr, als es auf den ersten Blick scheint. Durch die Überbetonung des Denkens, das immer mit Vorstellungen, Glaubenssätzen und Überzeugungen aus unserer Vergangenheit und unserer Erziehung oder Beziehung zur Umwelt zusammenhängt, ist die Qualität des Sehens durch das Herz sehr ins Hintertreffen geraten. Wenn das Denken allein versucht, Klarsicht zu gewinnen, wird es scheitern oder Perversionen erzeugen, da es nicht in unserem Wahren Sein verwurzelt ist. Einer der einfachsten und schönsten Sätze, die das alles zusammenfassen, stammt aus dem Buch „Der kleine Prinz“ von Antoine de Saint-Exupery:

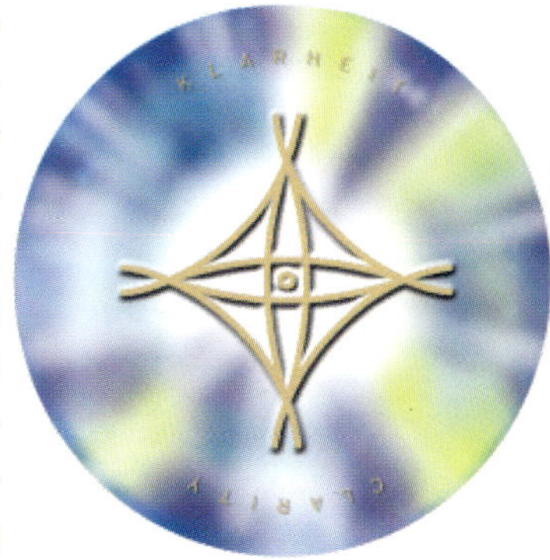

„Man sieht nur mit dem Herzen gut –
das Wesentliche ist für die Augen unsichtbar.“

Diesen Satz finde ich so bedeutsam, dass ich ihn an den Anfang meines Buches gestellt habe. Er hat auch damit zu tun, dass unsere beiden Gehirnhälften, die ja differente, eher „männliche“ (die linke Gehirnhälfte) bzw. eher „weibliche“ (die rechte Gehirnhälfte) Qualitäten haben, meist nicht mehr richtig zusammenarbeiten und auch unterschiedlich stark gefördert werden. Die linke Gehirnhälfte ist für logisches, wissenschaftliches, mathematisches Denken und Abstraktes zuständig und steht unter „Dauerfeuer“, während die rechte Gehirnhälfte für intuitives Wissen, Kreativität und musische Fähigkeiten steht – und nun dürfen wir raten, was in unserer Welt sehr viel mehr betont wird!

Gott sei Dank findet in letzter Zeit wieder eine Gegenbewegung statt. Immer mehr Menschen erkennen, dass uns die Klarheit darüber, was wir uns und unserem Planeten antun, abhanden gekommen ist und wir durch die Konzentration auf falsche, weil einseitig ausgerichtete, Ziele ebenfalls in einer Sackgasse stecken.

Das, was uns wirklich daraus und aus der Verwirrung in unseren Köpfen retten kann, ist das klare Sehen und die Zentrierung im Herzen, in unserem wahren Sein. Dadurch werden wir auch zur Ruhe kommen. Denn das Denken erzeugt unaufhörliche Unruhe (wer schafft es schon, allein für eine Minute nichts zu denken?), während das Herz, unser wahres Selbst, einfach nur ist, also das Wesen der Stille darstellt.

Aus dieser Stille kann eine Klarheit und Konzentration auf das Wesentliche entstehen, die dann auch unser Denken erfasst, wenn wir wirklich im Herzen bleiben können. Wir bleiben dann zentriert in unserer Mitte; Herz und Verstand können zusammenspielen, und es herrschen Klarheit und Weisheit miteinander in Liebe! Daraus entsteht Harmonie statt Trennung; Logik und Intuition, weiblich und männlich, Yin und Yang arbeiten zusammen, und das bedeutet Einheit.

Damit uns das besser gelingt, gibt es Lebensessenz und Lebenssymbol 8 – sie und unsere tiefste Bereitschaft, dazu beizutragen, dass wir alle und unsere Erde wieder ins Gleichgewicht kommen, können „Wunder" möglich machen.

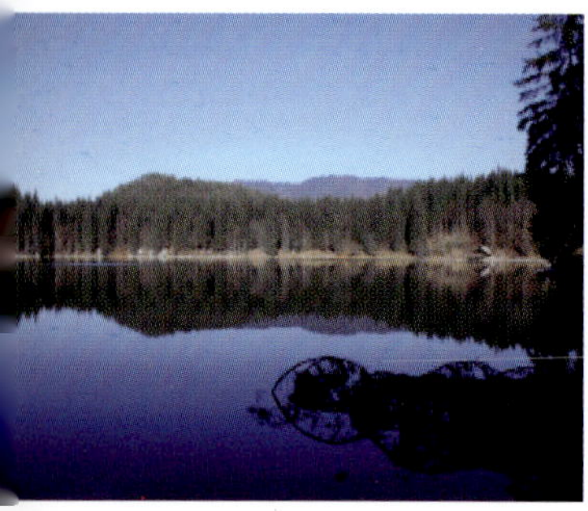

delila 8 Lebensessenz und Lebenssymbol – Hausapotheke:

Probleme physisch:

Augenprobleme, Cushing-Syndrom, Gleichgewichtsstörungen, Knochenprobleme, Koordination und Balance von rechter und linker Gehirnhälfte, Lernprobleme, Prüfungsschwierigkeiten,

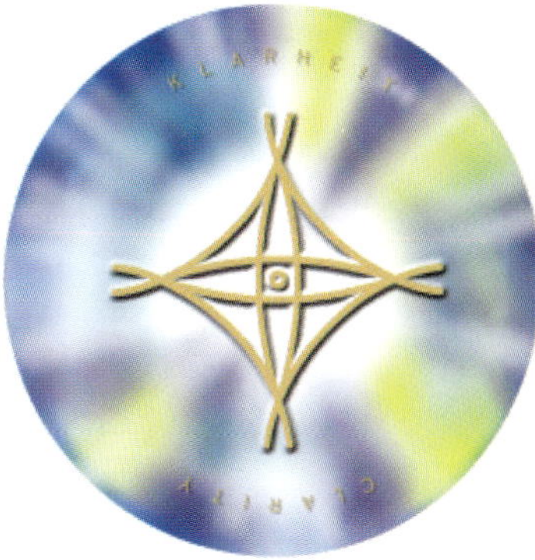

Schwindelgefühle, Sprachprobleme, verschleimter Dickdarm, Wirbelsäulenprobleme, „verschmutzte" Körpergewebe und –flüssigkeiten, Zahnprobleme (vor allem Fehlstellungen), usw.

Probleme psychisch und mental:
Aufmerksamkeitsdefizit, Dyslexie, Dyskalkulie, Disharmonie zwischen rechts – links und oben - unten, Entscheidungsschwäche, keine klare Ausrichtung, lässt sich leicht ablenken, Macht- und Machbarkeitsdenken, nicht bei sich bleiben können, schlechte Konzentration und Merkfähigkeit, Verwirrung, zuviel Gedanken- und Seelenmüll, usw.

Entwicklungsmöglichkeit:
Balanciert die Gehirn- und Körperhälften, fördert die Konzentration und bringt Klarheit bei Entscheidungen, lässt uns das Wesentliche erkennen und mit dem Herzen sehen, klärt alles Trübe usw.

Lebensessenz 8 - Wirkungen der Blüten und Edelsteine

Waldrebe bringt Wachheit und Aufmerksamkeit; Zitrone schenkt Klarheit; die verschiedenen Turmaline verbinden Geist, Seele und Körper miteinander und gleichen männliche und weibliche Qualitäten aus.

Farbe der Blüten: weiß,
Farben der Edelsteine: kristallklar, weiß, blau, grün, rosa, schwarz, rosa-grün.
Lichtwässer: Medjugorje, San Damiano.

Lebenssymbol 8 – Wirkung

Verwirrung, Unklarheit, schlechte Konzentration und Unausgewogenheit der Gehirnhälften (meist ist das logische Denken stärker vertreten als das intuitive, außer bei kleineren Kindern) rufen nach der Anwendung des Lebenssymbols 8. Es vermittelt die nötige Klarheit und Balance und erleichtert die Konzentration auf Wesentliches. Speziell auch gut zum Lernen und vor Entscheidungen! Auch bei jeder Art von Reinigung und Klärung ist das Symbol sehr gut einsetzbar.

Farben: dunkelblau, indigoblau, gelb, weiß, Symbol gold.

Anwendung von Essenz und Symbol:

Sehr nahe liegend beim Großteil der obigen Probleme ist das Auflegen oder Unterlegen des Symbols auf die Stirn oder unter den Hals (Stirn-, Halschakra) oder das Aufkleben des Tattoos, da aber eher im Nacken. Im Unterleibs- und Oberschenkelbereich (Wurzelchakra) wirkt die Lebensessenz 8 sehr klärend auf Darm und Blase und zentrierend auf unsere Basis, die Wirbelsäule.

Eine gute Anwendungsmöglichkeit ist bei Disbalancen im Bewegungsapparat (z.B. Wirbelsäule) das Auflegen oder Aufkleben des Lebenssymbols 8 am Alta major (höchster Punkt der Wirbelsäule) und entweder der Nr. 7 am Steißbein (wenn eher Schwäche, lahmes Gefühl oder Kraftlosigkeit vorherrschen), oder der Nr. 5 oder 3 (wenn Stau und Blockaden vorhanden sind). Eventuell kann das Symbol 3 direkt auf eine Problemstelle gelegt werden (z.B. Bandscheibe). Einreibungen der Wirbelsäule und der Nierenge-

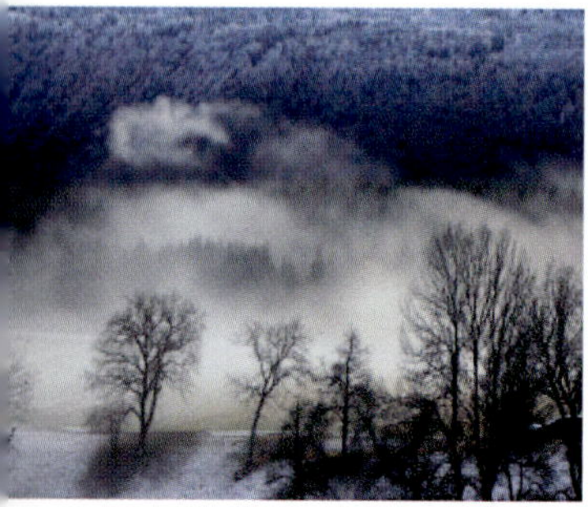

gend mit einem guten Johanniskrautöl, das mit dem Lebenssymbol und der Lebensessenz 8 energetisiert wurde, oder eine sanft streichende Massage mit dem Roll-On „Kraftvoller Frieden“ wirken zusätzlich hilfreich. Bei solchen Problemen ist natürlich Geduld nötig, da diese auch nicht über Nacht entstanden sind!

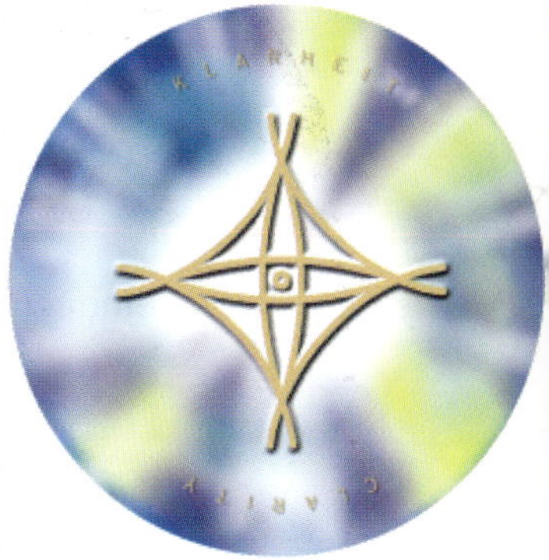

Wenn die Schwierigkeit eher im Denken und der Konzentration liegt, können leichte Kopfmassagen, am besten nach kinesiologischen Prinzipien, mit aufgeladenem Wasser (ev. noch mit der Lebensessenz 8 versetzt) sehr gut helfen.

Natürlich können auch Räume von belastender Energie gereinigt und geklärt werden, sehr gut mit dem Auraspray „Kraftvoller Frieden“, in dem auch diese Essenz enthalten ist.

Weiters ist obige Kombination Lebenssymbol - Lebensessenz 8 bei Lernaufgaben und Prüfungen sehr hilfreich. Man kann z.B. kurz vor einer Prüfung einige Tropfen der Essenz zu sich nehmen und das Life Energy Tattoo 8 oder die Tattoo-Triade „Klarheit“ aufkleben – bei großer Angst oder Nervosität könnte dem noch eine Einnahme der Lebensessenz 10 (Mitgefühl, Notfall) vorausgehen.

Gleich mehrere Energy-Sets haben auch das Lebenssymbol 8 dabei: „Gute Fahrt“ (für sichere Fahrt und Energie-Einsparung), „Pure Energie“ (zur Entstörung und Energetisierung von Heil- und Lebensmitteln), „Freude am Tun“ (für Energie und Konzentration bei Arbeit und Schule) und „Klares Wasser“ (für Klarheit, Reinigung und Information von Quellwasser).

Schließlich kann noch alles, was gereinigt werden soll oder zum Reinigen dient, mit der Energie des Lebenssymbols 8 versehen und mit der Essenz betropft werden – trübes Wasser, Wasser zum Putzen, Entschlackungs-Tees oder Ähnliches. Ich bin mir sicher, dass wir alle mit der Zeit noch genug Anwendungsmöglichkeiten entdecken!

Erfahrungen mit Lebensessenz und Lebenssymbol 8:

Fall 1: Eine Managerin stand vor einer schwierigen beruflichen Entscheidung und klagte über tausend belastende, umherschwirrende Gedanken. Nach der Einnahme der Lebensessenz 8 war sie fähig, sich auf die wichtigsten Schritte zu konzentrieren und traf dann auch die (wie sich im Nachhinein herausstellte) richtige Entscheidung.

Fall 2: Eine 18-jährige Maturantin nahm in der letzten Lern- und Prüfungsphase regelmäßig die Lebensessenz 8 und direkt vor der Prüfung in ihrem „Angstfach" die Lebensessenz 10 (Mitgefühl, Erste Hilfe) und bestand die Matura mit dem Notendurchschnitt: „Gut".

delila 9 – „Wahre Liebe“ – Lieben, was ist

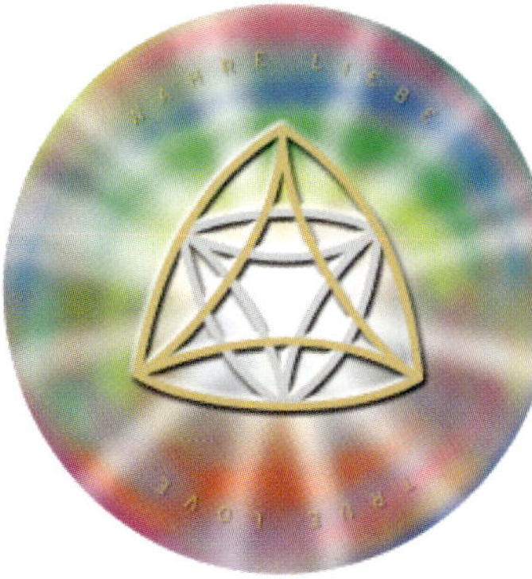

MEIN KRAFTSATZ:
„Mein Herz ist offen, ich bin voller Liebe“

Das Wort „Liebe“ ist eines der am meisten missbrauchten Worte in unserer Welt. Wenn wir verschiedene Menschen nach seiner Bedeutung fragen, werden wir die unterschiedlichsten Antworten bekommen. Und obwohl sie in aller Munde ist, weiß doch keiner so genau, was Wahre Liebe wirklich ist.

Nun habe auch ich natürlich nicht der Weisheit letzten Schluss für uns: Wir können uns nur gemeinsam diesem großen Begriff annähern. Was Wahre Liebe nicht ist, ist vielleicht sogar leichter zu definieren: Bedingungen, Beurteilung, Geringschätzung, Misstrauen, Hochmut, Stillstand, Angst, Trauer, Widerstand, Wut, Neid, Gier, Selbstverurteilung, Kraftlosigkeit, Verwirrung, Lust ohne Liebe, usw.

So vieles, was wir täglich leben, hat mit Liebe nicht viel zu tun. Manchmal erkennen wir das und manchmal nicht und glauben, es sei eine Form der Liebe, wie die Abhängigkeit von einer Person („ich kann ohne dich nicht leben... wenn du mich verlässt, ist das mein Ende“) oder ähnliche Spiele, die viel mehr mit Angst zu tun haben als mit Liebe.

Liebe ist in ganz einfachen Dingen am leichtesten zu finden wie im Duft einer Rose, im Gesang eines Vogels, im feuchten Kuss eines kleinen Kindes oder in so kostbaren Momenten, in denen wir vollkommen eins mit einem geliebten Menschen sind. Lassen wir uns aber nicht nur von diesen schönen Bildern betören!

Sie ist auch zu finden in einem zerlumpten Bettler, der vielleicht unser Herz berühren könnte; unserem ausländischen Nachbarn, in dem wir den gleichen Sorgen und Nöten begegnen, wie auch wir sie kennen; einer trockenen Wüstenlandschaft, in der wir Weite und Leere begegnen können, oder in einem sterbenden Tier, welches uns unendliche Hingabe an sein Schicksal lehrt – in Wahrheit ist die Liebe überall, wir haben nur verlernt, sie zu sehen und uns ihr voll und ganz hinzugeben.

Das, was diese Hingabe erfordert, ist die tiefe Bereitschaft, an nichts anderem wirklich festzuhalten und nichts anderem wirklich zu folgen als der Liebe, sich von ihr formen und schleifen zu lassen, bis aus einem unscheinbaren Stück Kohlenstoff ein funkelnder Diamant wird. Wir jedoch folgen oft unserem Machtstreben, unserer Bequemlichkeit, unseren Ängsten, unserem Hass, unserer Gier usw. und übersehen dabei die vielen Diamanten, die auf unserem Weg liegen. Wir sind entzückt von billigem Plunder und gehen am Kostbarsten achtlos vorbei. Wenn wir jedoch diese Bereitschaft in uns immer stärker werden lassen und mit tiefster Ehrlichkeit alles in uns anschauen und annehmen, ohne es zu bewerten, werden wir vielleicht eines Tages feststellen, dass das, was übrig geblieben ist, ein winziger, strahlender Diamant ist – reine Herzensfreude und Wahre Liebe!

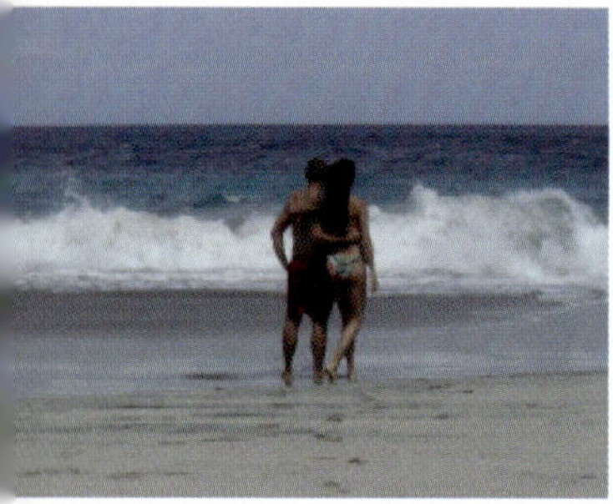

„Ist das nun das Ende des Weges?" werden wir vielleicht hoffnungsvoll fragen. „Wenn ich in mir Wahre Liebe spüre, bin ich dann am Ziel?"

Nun, Ziel gibt es eigentlich keines auf diesem Weg von der Angst zur Liebe. Der Weg selbst ist das Ziel, wie es so schön heißt. Unser ganzes Leben ist ein Weg, den wir bei uns beginnen und der in uns endet. Nicht einmal der Tod ist das Ziel; er ist wieder ein neuer Anfang. Das klingt einerseits so, als ob man nun nie „seine Ruhe“ hätte; andererseits ist es eine sehr tröstliche Botschaft. Wir machen unsere Erfahrungen hier, um uns immer stärker bewusst zu werden, wer wir wirklich sind: Wesen der allumfassenden Liebe.

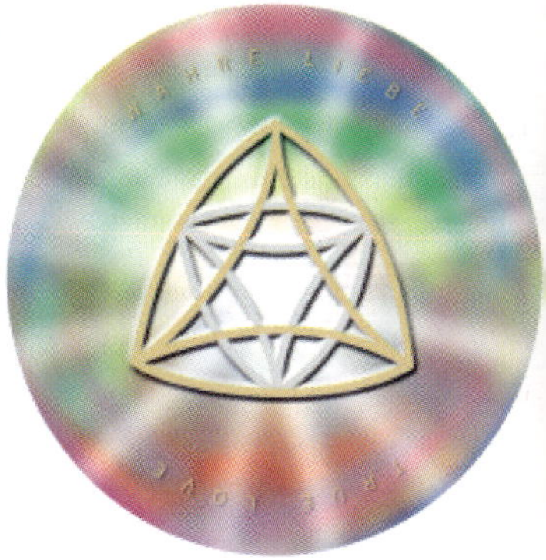

Wenn wir es nun geschafft haben, in uns immer stärker diese Liebe zu spüren, ja sie wirklich zu sein, bedeutet das nichts anderes, als dass der Weg nun erst richtig beginnt: Der Weg als bewusster, verantwortungsvoller, wahrhaftiger, liebender Mensch. „Amo, ergo sum“ bedeutet: „Ich liebe, also bin ich“ – und das sagt eigentlich alles über unser wahres Wesen aus.

Wenn wir diesen Weg wirklich gehen wollen, werden uns Lebensessenz und Lebenssymbol 9 daran erinnern, was Wahre Liebe wirklich ist – und dann liegt alles Weitere an uns!

delila 9 Lebensessenz und Lebenssymbol – Hausapotheke

Probleme physisch:
AIDS, Alzheimer-Krankheit, Probleme im Dünndarm, Drogensucht, Herzprobleme, Krebs, Kreislaufprobleme, Lymphprobleme, Nierenprobleme, Ohrensausen (Tinnitus), Taubheit, „unheilbare“ Krankheiten, usw.
Probleme psychisch und mental:
Egozentrik, Freudlosigkeit, Gefühl der Sinnlosigkeit, Glauben an die Trennung von Persönlichkeit und Seele, Grausamkeit, Herzschmerzen, mangelndes Urvertrauen, Materialismus, Misstrauen, Nihilismus, Orientierungslosigkeit im Leben,

Sehnsucht nach Liebe, verschlossenes und verletztes Herz usw.

Entwicklungsmöglichkeit:
Ein offenes Herz haben, Freude im Herzen, Gott in allem erkennen, Lebensbejahung unter allen Umständen haben, Liebe ohne Bedingungen leben usw.

Lebensessenz 9 - Wirkungen der Blüten und Edelsteine

Wegwarte öffnet das Herz und bringt selbstlose Liebe; Jade fördert bedingungslose Liebe; Edelserpentin schenkt inneren Frieden; Rubin zeigt, wo die Liebe noch entwicklungsfähig ist; Smaragd fördert geistiges Wachstum und Gold fördert Lebendigkeit und Freude.

Farbe der Blüte: blau,
Farben der Edelsteine (Metall): grün, rot; gold.
Lichtwässer: Lourdes, Fatima.

Lebenssymbol 9 – Wirkung

Ein offenes Herz haben ohne Angst vor Schmerz – das wünscht sich wahrscheinlich jeder Mensch und das ist die Energie des Lebenssymbols 9. Die Anbindung an unseren göttlichen Kern und der Quelle der Liebe in uns brauchen wir alle dringend – kleine Kinder, Tiere und Pflanzen haben sie meist noch. Das Lebenssymbol 9 hilft uns bei Freud- und Sinnlosigkeit, kann Hoffnung und Liebe bringen und in Lebenskrisen wieder an das Wesentliche erinnern – dass in allem Liebe enthalten ist als göttlicher Funken, ja dass die Essenz des Lebens die Liebe selbst ist.

Farben: alle Regenbogenfarben, Symbol: gold, silber.

Anwendung von Essenz und Symbol

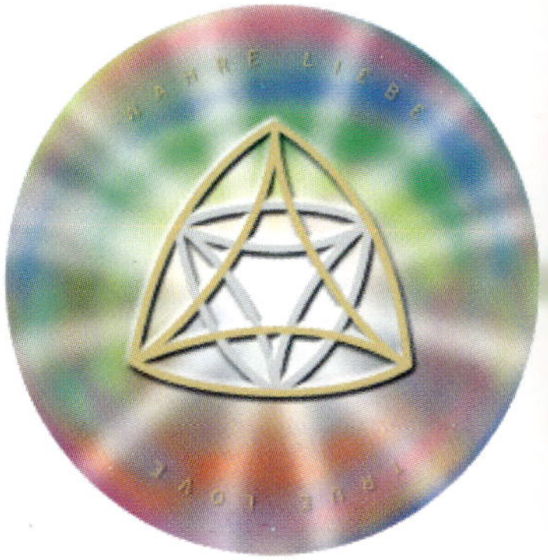

Das körperliche Zentrum für das Auflegen dieses Symbols ist sicher das Herzchakra; es kann uns sehr wirkungsvoll an die Wahre Liebe in uns erinnern, wenn das Lebenssymbol 9 auf oder unter der Herzgegend platziert wird. Auch für die meisten Krankheiten, die mit einem Mangel an Herzensfreude und Wahrer Liebe verbunden sind, oder die mit einem verletzten Herzen zusammenhängen, ist dieses Zentrum das Wichtigste.

Gerade bei schweren Krankheiten, Trauer oder auch bei Sterbenden können die Anwendungen von Lebenssymbol und Lebensessenz 9 sehr tröstend und ausgleichend wirken – als sanfte Einreibung des Herzens oder der Hände mit aufgeladenem Rosenwasser (und ev. den ätherischen Ölen* von Elemi, Jasmin, Rose und Weihrauch), im Versprühen des Aurasprays oder durch Auftragen des Roll-On's „Freudvolle Liebe", oder als Dreieckssetzung in Räumen, die diese Energie benötigen (Genaueres folgt im Kapitel „Triaden"). Ein passendes Energy-Set ist „Glückseligkeit" (für Lebensfreude und Leichtigkeit im Alltag). Im Prinzip können Essenz und Symbol überall angewendet werden – denn die Erinnerung an die Liebe in uns ist wesentlich für alle Teile und stimmig für jede Situation.

Generell helfen Lebenssymbol und Lebensessenz 9 immer dann, wenn wir zu sehr im Alltag, im Materiellen stecken, wenn wir uns Sorgen über so viele Dinge machen, die aus einer „höheren Warte" betrachtet eigentlich nicht sein müssten. Sie können uns nach Trennungen, bei Trauer und Schmerz und bei verschlossenem Herzen daran erinnern, dass hinter all dem Liebe ist, die uns auf einen Weg führen möchte, den wir selbst noch nicht erkennen können. Auch dann, wenn ein Mensch nur die rein materielle Ebene für sich als die einzige anerkennt oder gar nicht mehr an die Liebe glauben kann, können dieses Lebenssymbol und die Lebensessenz ihn vielleicht wie ein zarter, ferner Ton an den Widerhall der Wahrheit in ihm erinnern und daran, dass er mehr sein kann als ein Körper – nämlich Wahre Liebe in einer menschlichen Gestalt! Und da fast jeder den Spruch „Vom Herzen in die Hände" kennt, der natürlich eine tiefe Wahrheit beinhaltet, ist ein Einreiben der Hände mit der Lebensessenz 9 speziell auch vor Behandlungen oder Berührungen die beste Möglichkeit, uns in Liebe handeln zu lassen und Liebe weiter zu geben.

Erfahrungsberichte mit Lebensessenz und Lebenssymbol 9:

Fall 1: Eine junge Frau, die in einer ziemlich lieblosen Umgebung (Heim) aufgewachsen war und den Glauben an das Gute zum Großteil verloren hatte, bekam nach der Einnahme der Lebensessenz 9 langsam wieder Vertrauen und Freude am Leben und fand auch zu einem persönlichen Glaubensweg.

Fall 2: Eine ältere Frau mit tiefer Trauer und Mutlosigkeit im Herzen bekam über zwei Monate die Lebensessenz 2 und 9 und war danach wieder offen, zuversichtlich und voller Lebensfreude.

Fall 3: Namasté Irmgard, mein Tattoo (Nr. 9, „Herzensfreude") hat sich fast vollständig aufgelöst,..........meine kurze, aber intensive Erfahrung damit; ich habe ca. 3 Stunden später absolute Herzenswärme, innere Freude, ein unbeschreibliches angenehmes Glücksgefühl empfunden,.........
danke, bis bald, bx. *Beatrix Erlacher-Heinzl, Klagenfurt*

delila 10 – „Mitgefühl“ – Das Licht in der Finsternis

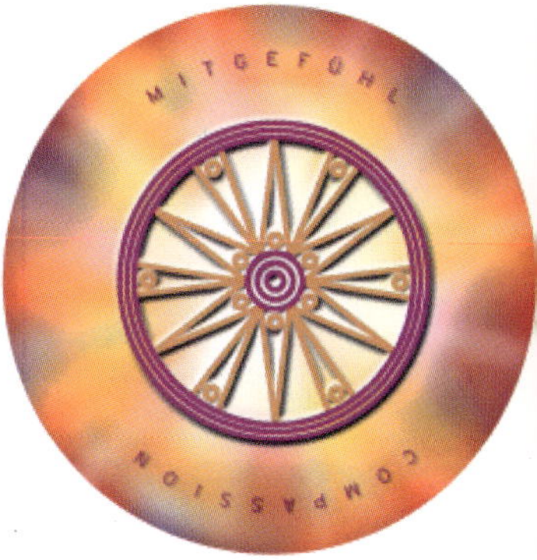

MEIN KRAFTSATZ:
„In Wahrheit bin ich vollkommen und heil“

Nachdem die (Lebens-)Serie der delila Lebensessenzen und –symbole ein in sich geschlossenes System bildet und für die meisten Themen und Probleme im Leben den passenden Wegbegleiter bereitstellt, wird auch eine spezielle Frequenz gebraucht, die bei Notfällen oder in psychischen und physischen Krisensituationen unterstützend und schnell wirksam ist.

Diese Kriterien erfüllen (die) Lebensessenz und Lebenssymbol „Mitgefühl“. Durch ihre Schwingung sind sie imstande, rasch Erleichterung zu bringen, und haben sich bis jetzt schon in mannigfaltigen Situationen bewährt. Bei Unfällen, schlechten Nachrichten, großer Aufregung und Schock können sie sehr unterstützend sein und spürbare Entspannung bewirken.

Natürlich sind sie bei ernsten Fällen kein Ersatz für die Hilfe eines Arztes, sondern stellen eine seelisch-körperliche Entlastung dar, die jede notwendige Therapie unterstützend begleiten kann. Auch alte, im Gewebe und unserer Erinnerung gespeicherte schmerzvolle Erfahrungen und Schocks können damit wirkungsvoll ans Tageslicht geholt und leichter gelöst werden.

Dadurch, dass wir bereit sind, einem Lebewesen beizustehen, welches gerade Hilfe braucht, sind wir in der Energie des Mitgefühls. Wir sollten uns aber auch darüber klar sein, dass wir nichts alleine aus unserer menschlichen Kraft bewirken können, sondern immer auch der Hilfe unserer geistigen

Begleiter bedürfen. Die Kräfte, Möglichkeiten und Hilfen, die uns dann zur Verfügung stehen, können wir als Segen einer höheren Wirkmacht ansehen – und wer von uns kennt nicht Fälle, wo man wirklich sagen musste: „Da waren jetzt aber 1000 Schutzengel am Werk!" Auch wir sind aufgefordert, in Notfällen und auch dann, wenn sich alte Verletzungen zeigen, einfach da zu sein. Wir drehen uns nicht um und schauen vielleicht weg, sondern wir sind präsent und bereit, das zu geben, was wir zur Verfügung haben, und auch das, was wir wirklich sind.

Es werden uns weiterhin Angst, Trauer, Schmerz usw. begegnen. Doch wenn wir gelernt haben, eins mit allem zu sein und in uns keine Resonanz mehr zu diesen Emotionen zu erzeugen, werden sie durch uns fließen wie eine ankommende Welle und hinter uns wieder auslaufen, ohne einen Widerhall zu hinterlassen; denn wo kein Widerstand ist, fließt alles.

Die Umsetzung dieses Gedankens steckt in Lebensessenz und Lebenssymbol 10. Sie sind in allen körperlichen und seelisch-geistigen Notfällen unterstützend anwendbar, können dabei helfen, Schock zu lösen und wieder „zu sich" zu kommen – durchaus auch im Sinne von Bewusstheit gemeint.

Ich wünsche uns allen, dass wir diese Essenz so selten wie möglich benötigen, dass sie aber immer dann vorhanden sein und helfen möge, wenn sie gebraucht wird - und ich wünsche uns auch die Hilfe und den Segen unserer göttlichen Begleiter!

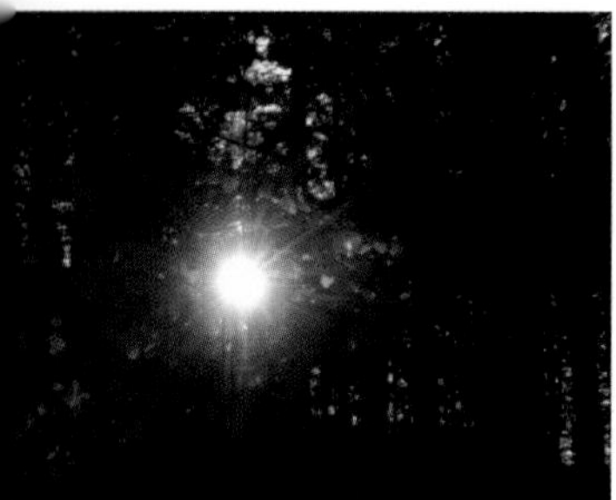

delila 10
Lebensessenz und Lebenssymbol – Hausapotheke:

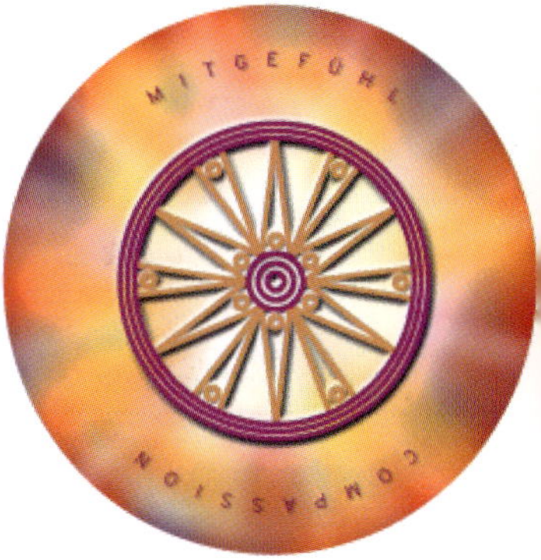

Probleme physisch:
Unfälle (Stürze, Knochenbrüche, Bisse, alle Verletzungen), Verbrennungen, Sonnenstich, Erfrierungen, Eingriffe wie Zahnextraktion, Geburten, Operationen, Bewusstlosigkeit (entweder auf die Lippen oder auf Reflexzonen wie hinter die Ohren, die Schläfen, die Fontanelle oder die Handgelenke tropfen), nach Schlägen oder Misshandlungen und nach alten Verletzungen, wo sich Schock noch nicht aus dem Gewebe gelöst hat, im Sterbeprozess usw.

Probleme psychisch und mental:
Nach schlechten Nachrichten, Familienkrachs, tiefen Emotionen, Streit; Vor unangenehmen Terminen wie Zahnarztbesuch, Scheidungsverhandlung, Prüfung, usw.; Nach Schrecksituationen wie Unfällen, Tierbissen, erschreckenden Filmen (besonders bei Kindern!), oder wenn man sich in einer sehr belastenden Atmosphäre oder Situation befindet.

Entwicklungsmöglichkeit:
Energetische Schocklösung, emotionaler Schutz, Harmonisierung, Stresslösung, Aktivieren der Selbstheilungskräfte, „Notfall- und Geburts-Hilfe“

Lebensessenz 10 -
Wirkung der Blüten, Edelsteine und Metalle

Fünffingerkraut hilft, alte Verletzungen und Traumata loszulassen; Braunelle regt die Selbstheilungskräfte an; Nachtkerze lässt die „Schattenseiten“ annehmen; Doldiger Milchstern ermöglicht das Lösen von Schocks, Schreck und Unfällen; Rosa Schafgarbe gibt emotionalen Schutz; Weidenröschen heilt Verletzungen der Seele; Herkimer Diamant kann Traumata an die Oberfläche bringen und Körper-Seele-Geist ausbalancieren; Helle Perle gleicht emotionale Probleme aus und löst Stress aus den Zellen; und Silber hilft bei schockartigen Zuständen und wirkt stark auf das Nervengewebe.

Farben der Blüten: gelb, violett, weiß, rosa, pink;
Farben der Edelsteine (Metall): klar, schillernd-weiß, silber.
Lichtwässer: Lourdes, Chalice Well.

Lebenssymbol 10 – Wirkung

Das 10. Lebenssymbol enthält wie die Lebensessenz 10 ebenfalls die Schwingung von Mitgefühl und Segen. Es ist wie diese einsetzbar bei allen Notfällen körperlicher, seelischer und geistiger Art und auch kombinierbar mit der Essenz und mit anderen Symbolen. Durch seine spezielle Frequenz löst es auch insofern Schock auf, indem es die Akzeptanz dafür erhöht, dass alles, was geschieht, einen tieferen Sinn hat und somit kein „Zufall“ oder eine Strafe ist. Diese Ereignisse sind nur das Aufmerksam-Machen unserer Seele, dass wir vielleicht unseren Kurs ändern sollten oder einen Schritt zurücktreten und unser Leben von einem anderen Standpunkt aus betrachten sollten. Das gilt vor allem bei größeren Missgeschicken und Unfällen; bei kleineren ist oft nur erhöhte Aufmerksamkeit notwendig auf das, was uns vielleicht durch diesen „Rüttler“ gezeigt werden sollte.

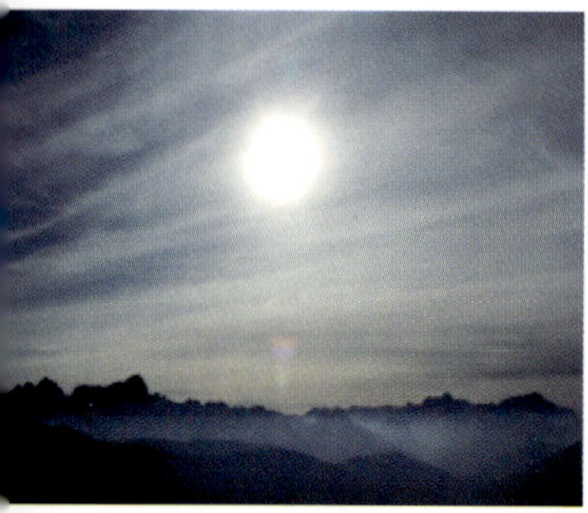

Farben: dunkelrot, orange, violett, weiß, Symbol lila-kupfer.

Anwendung von Essenz und Symbol

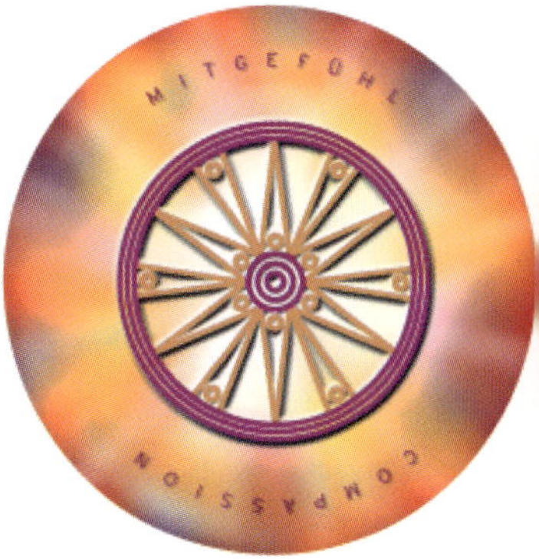

Ähnlich wie Dr. Bach's „Rescue-Remedy" ist die Lebensessenz 10 geeignet für die Anwendung bei Unfällen, bei Auswirkungen von schlechten Nachrichten, seelischer Erschütterung und tief greifenden Folgen von Krisensituationen, wie Trennungen, Tod, Panikgefühlen und Gefühlen von „Durchdrehen" oder Kontrollverlust. Sie kann den energetischen Schock stark abmildern und ermöglicht so, dass die Selbstheilungskräfte rascher wieder greifen können.

Ich würde empfehlen, für alle solchen Fälle immer ein kleines Fläschchen der Essenz bei sich zu tragen; denn wer schnell hilft, hilft wirksamer! Allerdings sollte die Essenz 10 nicht zur Daueranwendung im Sinne von „Krücke" gemacht werden, sondern eher in besonderen Situationen zum Einsatz kommen. Wenn allerdings eine alte Verletzung oder Traumata gelöst werden sollen, kann sie ohne weiteres auch über eine längere Zeit verwendet werden – manchmal auch in einer Mischung (mit Vertrauen, Frieden, Im Fluss sein, Selbstvertrauen usw. – je nach Grundthema).

Zur Einnahme ist zu sagen, dass in akuten Fällen am besten vier Tropfen direkt aus der Einnahmeflasche in den Mund getropft oder in ein Glas Wasser gegeben werden sollte, welches dann schluckweise getrunken wird. Man kann bei Unfällen auch äußerlich einige Tropfen auf Reflexzonen, die Stirn, den Thymus (oberer Brustkorb) oder die Nabelgegend geben oder nach Verletzungen ein feuchtes Tuch mit einigen Tropfen aus dem Fläschchen benetzen und auflegen, wenn aus ärztlicher Sicht nichts dagegen spricht. Sehr gut wirkt die Essenz auch, wenn einige Tropfen in eine Salbe für Verletzungen, Verbrennungen, Verstauchungen usw. gegeben werden, und als Auraspray „Inner Center".

Bei Kindern und Tieren reichen meist 2-3 Tropfen der Essenz, da diese stärker darauf reagieren; bei der Behandlung von Pflanzen (z.B. nach dem Umtopfen, bei Schädlingsbefall, durch Abbrechen von Trieben oder Teilen der Pflanze usw.) gibt man am besten 3-4 Tropfen ins Gießwasser oder besprüht sie mit einer entsprechenden Lösung.

In Ausnahmesituationen neigt unsere Seele dazu, sich aus dem Körper zurück zu ziehen. Das kann physisch wirkliche Bewusstlosigkeit bedeuten, und psychisch ein „Neben-Sich-Stehen". In solchen Situationen kann das Symbol „Mitgefühl" oder eine sanfte Streichung mit dem Roll-On „Innere Mitte" sehr rasch die verschiedenen Bewusstseins-Ebenen wieder vereinigen und Schock sehr wirksam mildern. Auch alte Traumata, die Lebewesen oft lange mit sich tragen, werden sanft aus dem Zellgedächtnis gelöst und es wird so möglich, an tiefe Verletzungen und Verzerrungen der Persönlichkeit heranzukommen und diese Schritt für Schritt zu lösen (sehr wirkungsvoll ergänzt von der dazu passenden Lebensessenz).

In Versuchen hat sich gezeigt, dass Symbol und Essenz auch eine stark erdende Qualität haben; sie lassen buchstäblich den Segen von Mutter Erde in uns einfließen. In Kombination mit dem Lebenssymbol 9 können wir so den Segen von Himmel und Erde empfangen! Das Symbol 10 passt sehr gut auf unser Nabel-Chakra, da wir dadurch ja mit unserer Mutter verbunden waren, und diese Trennung auch der erste starke Schmerz ins Leben war. Bei schlechter Erdung ist die Essenz 10 sehr wirksam auf den Fußchakren

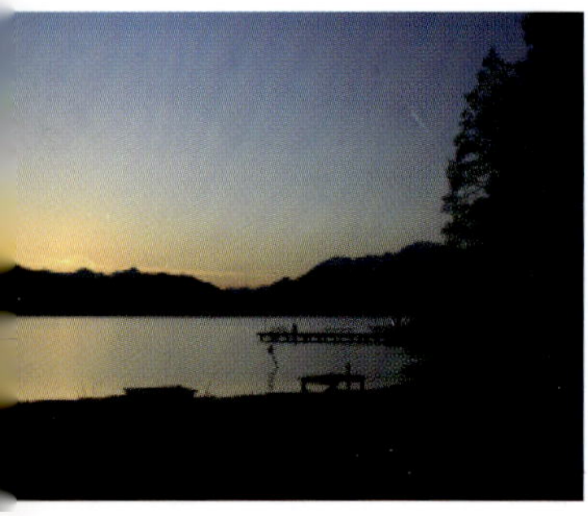

oder am Wurzelchakra.

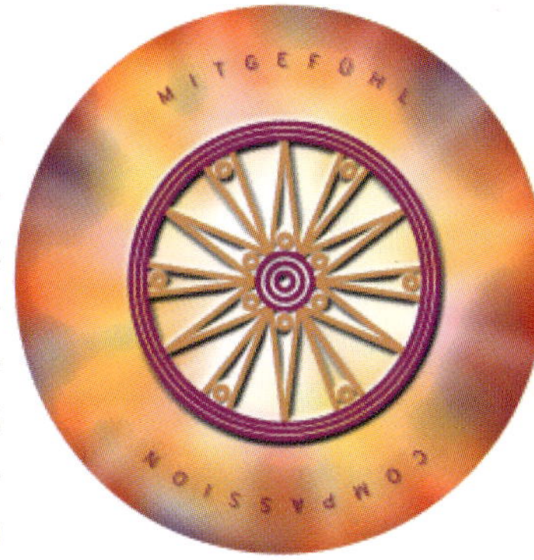

Das Lebenssymbol 10 können wir bei Bedarf am Körper auflegen: bei Schock oder schlechten Nachrichten sehr gut am Solarplexus, bei Bewusstlosigkeit auf oder unter dem Kopf, am besten noch unterstützt durch die Lebensessenz 10 (Diese Unterstützung soll und darf nie den Arzt ersetzen!). Wenn es um kleinere Probleme geht, ist mit dem Symbol energetisiertes Wasser sehr vielseitig anwendbar - zum Trinken, als Wickel, Umschlag oder Kompresse, zum Aufsprühen (das Wasser in einen Zerstäuber geben) oder in einem Bad, welches die Emotionen wieder stabilisiert und die Energiekörper wieder ausbalanciert. Das Auraspray „Innere Mitte" hilft ebenfalls wunderbar dabei, wieder zu sich zu kommen und zentriert zu bleiben.

Bei Wunden oder Prellungen können wir jede Salbe, die wir verwenden (gut ist eine Salbe mit Arnika- und Ringelblumen- oder Hamamelis-Zusatz), mit dem Lebenssymbol 10 aufladen. Bei Knochen- und Sehnenverletzungen wirkt energetisierte Beinwellsalbe sehr gut, und in allen Cremes oder Salben für solche Zwecke helfen 3 Tropfen aus der Essenzen-Flasche „Mitgefühl" ebenfalls hervorragend. Eine fertige Möglichkeit wäre auch die Creme „Die Lösung" von delila, in der natürliche Inhaltsstoffe, reinste ätherische Öle und die passenden Essenzen tief greifend wirken – ideal für alte Verletzungen, Narben und energetische Blockaden.

Zu „Angstterminen" empfiehlt es sich, die Symbol-Karte mitzunehmen oder, noch einfacher, sich ein (oder mehrere dazu passende) Tattoo(s) aufzukleben. Da die Energie spiralförmig nach außen ausstrahlt, wirkt sie auch in einem größeren Umkreis. Eine Anregung für aufgeschlossene Lehrer: Legen Sie vor einer Schularbeit das Lebenssymbol 10 mitten im Klassenzimmer auf und beobachten Sie die Reaktionen Ihrer Schüler, vor allem die der „Nervler" unter ihnen! Auch eine Triade aus „Entspannung", „Klarheit" und „Mitgefühl" ist sehr hilfreich. Als Energy-Sets wirken sehr gut die Kombinationen „Frei sein" (frei werden von Süchten und Gewohnheiten) und „Schutz und Schirm" (zur Harmonisierung jeder Art von Strahlung).

Auch mit der Triade „Erste Hilfe" (wird im nächsten Kapitel beschrieben!) können vielfältige Situationen erfasst und entschärft werden. Diese Kombination würde ich Ihnen auch empfehlen, wenn tief sitzende, eventuell schon lange bestehende Traumata gelöst werden sollen. Sie wird dabei um ein Foto der Person oder um ihren Bettplatz gelegt oder als Tattoo-Triade aufgeklebt. Auch in energetischen Behandlungen zu solchen Themen wirkt die Triade sehr gut (am besten unter dem Behandlungstisch).

Erfahrungsberichte mit Lebensessenz und Lebenssymbol 10:

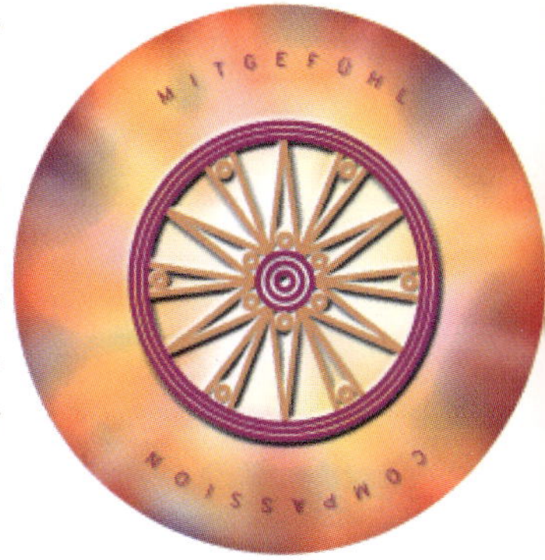

Fall 1: Eine Frau rutschte auf einer Eisplatte aus und stürzte und fiel auf den Hinterkopf. Sie war kurz bewusstlos; da ihr Ehemann sie begleitet hatte und ihr sofort die Lebensessenz 10 eingab, kam sie unmittelbar danach wieder zu sich und erholte sich wieder sehr rasch.

Fall 2: Ein Mann schnitt sich bei Handwerkerarbeiten tief in den Zeigefinger. Nach dem raschen Auflegen eines feuchten Umschlags mit der Lebensessenz 10 und einer oftmaligen inneren Einnahme (in einem Glas Wasser) schloss sich die Wunde überraschend schnell und war nach drei Tagen fast vollständig verheilt, wobei eine kaum sichtbare Narbe zurückblieb, obwohl der Mann üblicherweise keine guten Wundheilungstendenzen hatte.

Fall 3: Ein Vogel, der gegen die Fensterscheibe eines Einfamilienhauses geflogen und danach benommen liegen geblieben war, wurde von der Frau des Hauses mit der Lebensessenz besprüht. Gleich darauf rappelte er sich auf, schüttelte kurz die Federn und - flog davon!

Fall 4: Ich bin vorgestern beim Autoputzen gestürzt. Gestern haben mir dann beide Beine sehr wehgetan. Ich nahm die Notfalltropfen Nr. 10 und heute Morgen klebte ich auf jedes Knie ein Tattoo. Ich habe fast keine Schmerzen mehr und blaue Flecken habe ich auch nicht bekommen. Ich weiß schon, warum ich delila immer wieder empfehle!
Maria Pozewaunig, delila® Expertin

Die Lebenssymbol-Triaden

Der Dreiklang der Lebenssymbole

Wie schon bei den obigen Beschreibungen der Lebenssymbole angeführt, gibt es sehr wirkungsvolle Möglichkeiten der Dreieckssetzung der Symbole. Es ist natürlich auch möglich, Viereckssetzungen zu machen. Da dabei aber die Himmelsrichtungen berücksichtigt werden sollten und jede davon eine eigene Energie hat, mit der die einzelnen Symbole harmonieren sollten, habe ich mich dafür entschieden, die unkomplizierte Dreiecksform zu präsentieren, da diese ein in sich geschlossenes System ist.

Der Name, den ich für diese Dreieckssetzungen übermittelt bekommen habe, ist die „Triade" – die Dreiheit von Gott-Vater, Gott-Mutter und dem göttlichen Kind als Energieform, als Dreiklang!

Nun können diese Triaden sowohl in Räumen zur Energetisierung und Harmonisierung, als auch für Plätze wie Bett, Arbeitsplatz usw. und schließlich in der kleinsten Form um Fotos, Namen, Pflanzen usw. eingesetzt werden – durch die Lebenssymbolkarten oder die Wandelsteine. Alle Symbol-Triaden erzeugen ein eigenes energetisches Chakra in ihrer Mitte, welches einen Einströmungs- und Ankerpunkt für universelle Energie bildet.

Ich möchte nun folgende Triaden vorschlagen, die ich mit der Hauptenergie, die durch die Setzung erreicht wird, bezeichne. Wir können diese Setzungen noch zusätzlich durch Kristalle auf den Symbolen oder in der Mitte des Dreiecks, wo sie dann die Kräfte bündeln, verstärken. Auch durch die Anwendungen der entsprechenden Lebensessenzen, entweder innerlich oder als Aurasprays (die ja meist auch 3 entsprechende Essenzen beinhalten), wird diese Kraft unterstützt. Am Körper können wir dieselben Kombinationen der Dreiecke, die es schon fertig zusammengestellt als Tattoo-Triaden gibt, anwenden. Lassen wir uns von unserer Intuition führen, wenn wir meinen, dass diese Kombinationen auch für andere als die von mir beschriebenen Situationen hilfreich sein könnten. In jedem Fall können wir damit nur unterstützen und harmonisieren!

TRIADE „Entspannung"

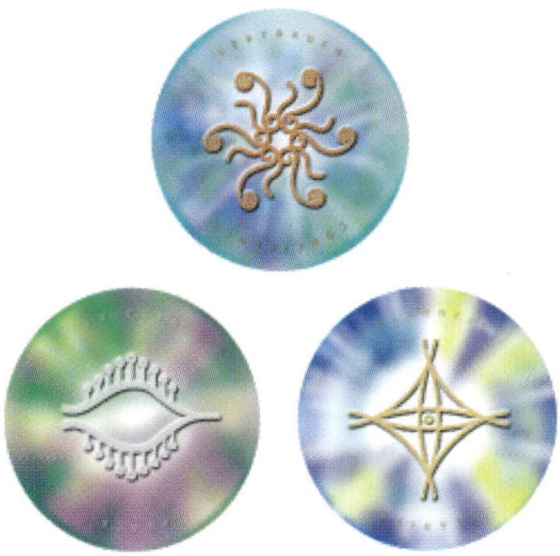

Sie kann angewendet werden bei Stress, Angst, Schlaflosigkeit und Prüfungssituationen und wirkt durch die Schwingungen von Vertrauen, Frieden und Klarheit harmonisierend auf Räume, Menschen, Tiere und Pflanzen. Sehr gut auch bei Hyperaktivität und allgemein für einen tiefen Schlaf.

TRIADE „Befreiung"

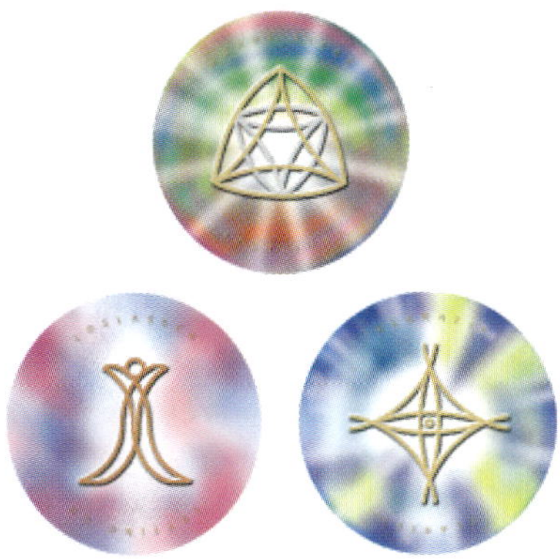

Bei Besetzungen durch Astralwesen, zum Befreien von erdgebundenen Seelen, bei bedrückenden Energien ermöglicht die Schwingung von Wahrer Liebe, das Licht zu sehen. Klarheit lässt die Wesen erkennen, wo sie hingehören, und Loslassen ermöglicht das Weitergehen auf eine andere Ebene. Das gleiche gilt für die Befreiung von Sucht und schlechten Gewohnheiten.

TRIADE „Trost"

Die Kombination der Frequenzen von Lebensfreude, Loslassen und Kraft bringt spürbare Erleichterung bei Krankheit und Depression, auch Kraftlosigkeit nach einem Schicksalsschlag wird gebessert und man wird wieder fähig, sein Leben zu meistern.

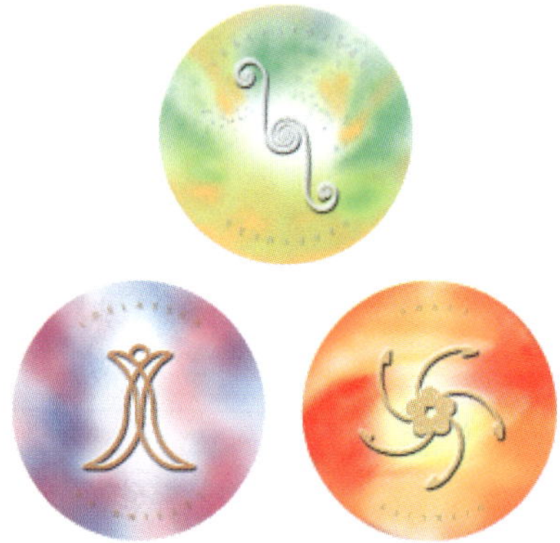

Sehr gut auch in Kranken- oder Sterbezimmern oder in Räumen, in denen sich Trauernde oder pflegende Personen aufhalten.

TRIADE „Loslassen"

Die Dreiecksetzung von Wahrer Liebe, Lebensfreude und Loslassen hilft in allen Situationen, in denen es um Trennung, auch durch Tod oder Geburt (Trennung vom Mutterleib) geht, also bei allen Übergängen im Leben. Sehr wirksam auch für trauernde Angehörige,

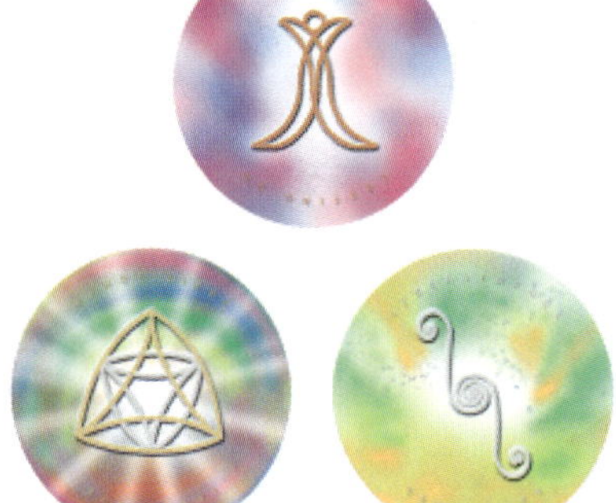

Eltern, deren Kinder sich „abnabeln“ oder bei allen Veränderungen.

TRIADE „Reinigung“

Zum energetischen Reinigen von Räumen, besonders von solchen mit stockender, gestauter oder belastender Energie empfehle ich die Kombination von Im Fluss Sein, Loslassen und Klarheit. Noch wirkungsvoller mit zusätzlicher Räucherung oder durch die Anwendung der Essenzen und des Aurasprays „Fließende Entspannung“.

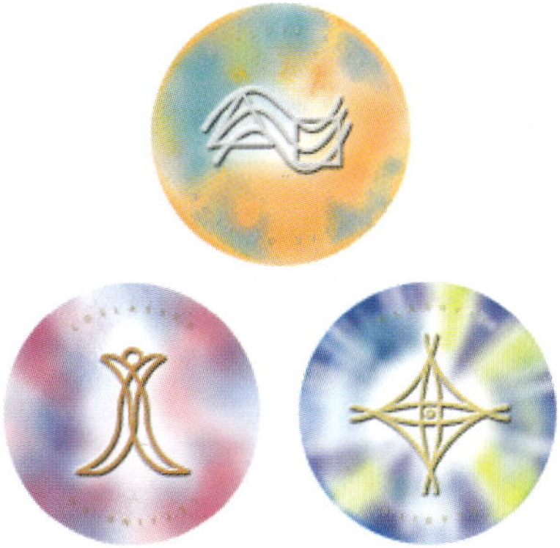

TRIADE „Vitalität“

Nach dem Reinigen sollten die Räume (alles gilt natürlich auch für Pflanzen, Tiere und Personen) wieder mit Energie und Kraft erfüllt und harmonisiert werden. Dafür kombiniert man dieses Symbol mit denen von Wahrer Liebe und Im Fluss Sein. Sehr wirkungsvoll auch zum Fördern von Geldfluss und Erfolg.

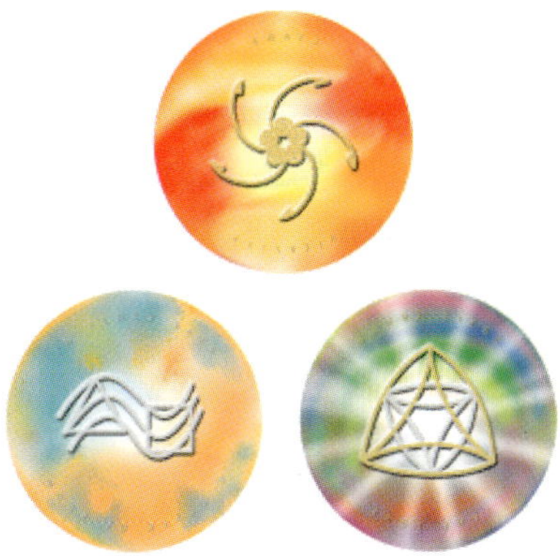

TRIADE „Frieden“

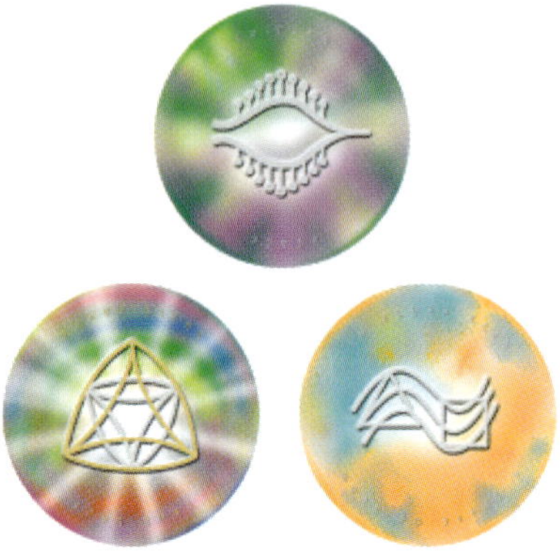

Noch spezifischer als die Kombination „Reinigung“ wirkt diese Kombination, wo Wut, Streit oder Konflikte vorherrschen. Auch für Fülle und Wohlstand ist sie sehr unterstützend! Etwas Gutes für Frieden in der Welt kann man auch bewirken, wenn man dazu die Symbole für Herzensfreude und Im Fluss Sein gibt und sie z.B auf die Landkarte eines Krisen- oder Kriegsgebietes setzt.

TRIADE „Klarheit“

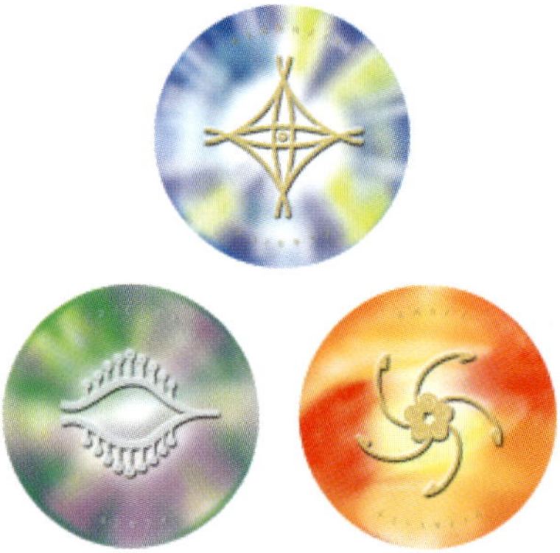

Diese Kombination von Klarheit, Frieden und Kraft bewährt sich für Situationen, in denen gearbeitet und gelernt wird und eine Atmosphäre von Konzentration, innerer Ruhe und Balance herrschen sollte. Sehr gut auch für den Ausgleich der Gehirnhälften – und noch verstärkt durch das Auraspray „Kraftvoller Friede“.

TRIADE „Liebe“

Einen Raum oder unseren Körper mit wirklich liebe- und friedvoller Ausstrahlung erschaffen wir durch die Kombination der Frequenzen von Wahrer Liebe, Frieden und Klarheit. Damit entsteht eine Schwingung, die alles mit der Quelle in uns verbindet! Diese Triade kann im Zweifelsfall immer angewendet werden.

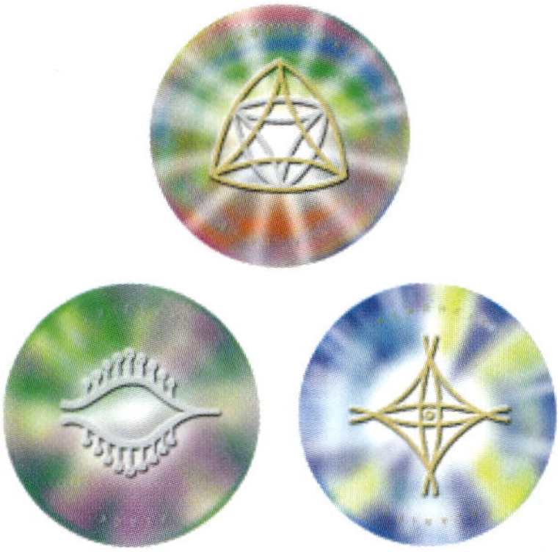

TRIADE „Erste Hilfe“

Diese Kombination erschafft eine Schwingung aus „Mitgefühl“, Im Fluss Sein und Kraft und kann in Notsituationen eine heilende energetische Schock- und Blockadelösung und eine Zufuhr neuer Energie bewirken. Auch bei Therapieresistenz und alten körperlichen und seelischen Verletzungen ist sie sehr wirkungsvoll!

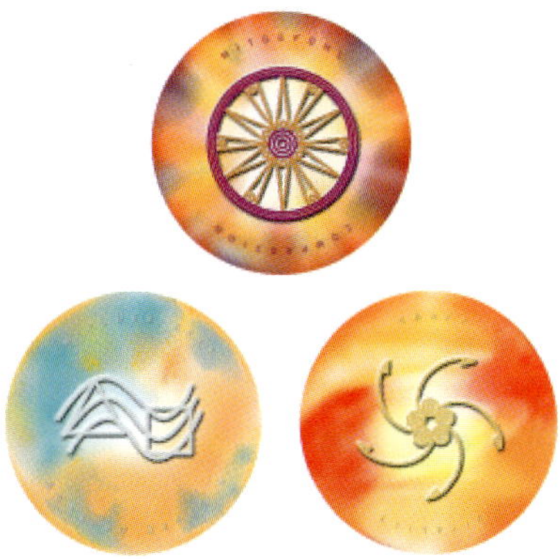

Das große Leben

Die vier neuen Lebensessenzen – Die Archetypen

Die vier neuen Lebensessenzen von delila®, „Das Große Leben", sprechen eine grundlegende archetypische Ebene in uns allen an. Es geht dabei um die Ur-Prinzipien des Eins-Seins, der Ganzheit und Einheit im Universum, bevor jede (scheinbare) Trennung stattgefunden hat, dann die darauf folgende Aufspaltung des Universellen in männliche und weibliche Kräfte (auch als Yin-Yang bekannt) und ihre Vereinigung, aus dem ein Drittes entsteht, die kindliche Kraft, die in sich das Potential hat, schlussendlich wieder zum All-Einen zurückzukehren.

In den letzten Jahren seit der Erfindung und der Verbreitung der delila Lebensessenzen durfte ich eine besondere Erfahrung machen. In einer speziellen, mit Partnern entwickelten energetischen Therapie, der „Aussöhnung mit der inneren Ganzheit", konnte ich immer wieder erkennen, dass bei allen Personen, mit denen wir gearbeitet hatten (und ich meine wirklich alle!), die ursprünglichsten, archetypischen Teile in ihnen, nämlich das Männliche und das Weibliche, unausgeglichen und meist unterentwickelt war.

Nun hatten wir da z.B. eine weibliche Person mit 42 Jahren vor uns stehen, deren Innere Frau 13 Jahre und deren Innerer Mann 5 Jahre alt waren.

Was, glaubst du, können diese Inneren Personen miteinander anfangen oder füreinander sein? Wie stark können diese Inneren Personen im Leben agieren und mit den ursprünglichen Qualitäten ihres Archetypus die Person im Außen unterstützen? Wie wird diese Person das Leben und ihre Mitmenschen wahrnehmen und darauf reagieren? Du kannst dir vorstellen – nicht sehr effektiv ... Denn was würde ein 13-jähriger weiblicher „Teenager“ mit einem kleinen Buben anfangen? Sie würde höchstens auf ihn aufpassen und ihn bemuttern können, oder aber auch auf ihn herabsehen und ihn nicht als „Mann“ wahrnehmen. Im Leben kann man nicht erwarten, dass diese kindlichen Teile als Mann und Frau mit all ihren Qualitäten und besten Eigenschaften agieren.

Und genau so stellte es sich für diese 42-jährige Frau dar – wie innen, so außen. Sie erlebte immer wieder, dass sie von Männern erwartete, nichts auf die Reihe zu bringen, sie hatte das Gefühl, alles selbst erledigen zu müssen, und vertraute dabei eigentlich nur nicht ihrem Inneren Mann (wie sollte sie auch, er war ja erst ein kleiner Junge....). Ihr weiblicher Teil verhielt sich nach außen auch nicht unbedingt souverän und kraftvoll, sondern oft zickig, sprunghaft und genervt – wie eben ein weiblicher Teenager unterwegs sein würde, der ja noch nicht seine wahre Weiblichkeit erfahren, gelebt und angenommen hat.

Diese zwei im Inneren können erst dann ihr verletztes Inneres Kind ausheilen, welches sie ja selbst noch darstellen, wenn ihre Wunden und Traumata ausgeheilt sind und sie sich mit all ihren ungeliebten Teilen ausgesöhnt haben, sodass diese zu Stärken werden können. Dann erst können sie weiter wachsen zu Inneren Erwachsenen, die sich in Liebe begegnen, und daraus entsteht dann ein neues, starkes Inneres Kind, welches das Resultat aus bewusster, kraftvoll gelebter Innerer Männlichkeit und Weiblichkeit in Harmonie ist.

All das kann dann erlebt werden als Ganzheit, als einheitliche Kraft, die in eine heile und heilende Verbindung mit allen Mitmenschen treten kann und die sich auch der inneren Quelle ständig bewusst ist, aus der sie diese Kraft bezieht.

Das ist nur ein kleines Beispiel von vielen, und wir haben dieses innere Ungleichgewicht immer wieder in Klienten erkannt und damit gearbeitet - natürlich auch in und an uns selbst. Der Wunsch, für diese archetypischen Kräfte und Qualitäten eigene Essenzen und Symbole zu kreieren, wurde immer stärker, doch es sollte noch dauern, bis die Zeit dafür endgültig reif war.

Was sind diese Archetypen?

Archetypen generell sind die im kollektiven Unbewussten unseres Traumes angesiedelten Urbilder menschlicher Vorstellungsmuster und innerer Personen. Archetypen sind psychische Strukturen, die als unbewusste Wirkfaktoren das Bewusstsein beeinflussen, dieses formen und prägen.

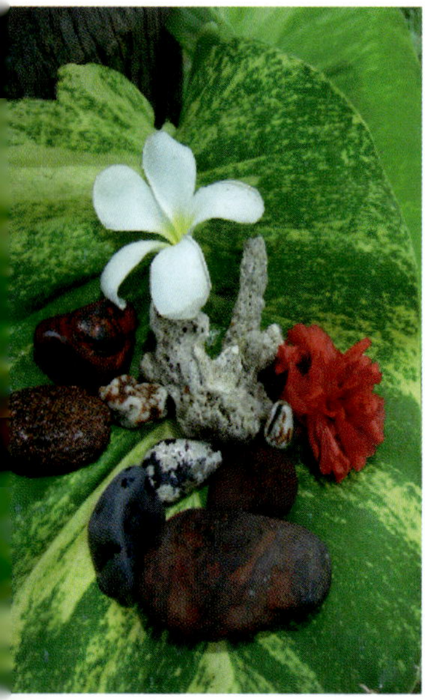

Viele der Archetypen beruhen auf Ur-Erfahrungen der Menschheit wie Geburt, Kindheit, Pubertät, ein Kind bekommen, Eltern sein, alt werden, Tod etc. Ein archetypisches Symbol zeichnet sich dadurch aus, dass es ein mehrdeutiges Gebilde ist, welches Assoziationen zu geistigen Ideen auslöst, also z.B. das Kind, der Krieger, der Wanderer, die Zauberin, der Heilsbringer usw.
Zitate aus „Wikipedia“

Die erste Trennung nach dem Heraustreten aus der All-Einheit, des göttlichen Urgrunds, fand statt in männlich und weiblich, hell und dunkel, Sonne und Mond, Yin und Yang. Das ist auch das Kennzeichen der Polarität und Dualität, die wir auf unserem Planeten Erde in tausendfacher Ausformung erleben können.

Wir bleiben gleich bei den grundlegenden Archetypen – Mann – Frau – Kind und bei der Ganzheit, dem Eins-Sein.

Der Archetypus des Inneren Mannes, der Männlichkeit in jedem/r von uns, ist in seinen Qualitäten:
Kraft, Mut, Ausdauer, Aktionen setzen, anpacken, Zielstrebigkeit, Dinge umsetzen, Ratio, Logik, Kontrolle, Klarheit, Struktur, Planung, Organisation, Ordnung, Pünktlichkeit, Unterscheidungskraft, Ernsthaftigkeit, Abgrenzung, seinen Weg gehen, sein eigenes Leben und Wahrheit leben. Alles in allem – das aussendende Prinzip.

Der Archetypus der Inneren Frau, der Weiblichkeit in jedem/r von uns, ist in ihren Qualitäten:
Für sich und andere sorgen, sich pflegen, bei sich sein, in Frieden sein, Lebenskraft und Fülle leben, Verständnis, Harmonie, Einklang, Feinfühligkeit, Emotionen, genießen, Hingabe, sich fallen lassen können, mit Liebe umfangen, Herzenskraft. Alles in allem – das empfangende Prinzip.

Der Archetypus des Inneren Kindes, der Kindlichkeit in jedem/r von uns, ist in seinen Qualitäten:
Freude, Spaß, Spielen, Lebensfreude, Leichtigkeit, locker sein, Offenheit, vertrauen, loslassen, Urvertrauen, Entwicklung, Weiterentwicklung, Grenzen überschreiten, Neugierde, Intuition, Spontaneität, Veränderungsbereitschaft, Erwartungslosigkeit, echte Gefühle – das dynamische Prinzip.

Die Ganzheit, die Einheit in und von allem, bedeutet in ihren Qualitäten:

Das große Eine, die Unendlichkeit, Ewigkeit, Gegenwärtigkeit, Harmonie, Verbindung, absolute Akzeptanz, absolute Stille, ewige Quelle, Zentrum allen Seins, Unio Mystica, Frieden, Liebe, Wahrheit – das ewige Prinzip.

Wie sehr ausgeprägt und wie heil wir diese Archetypen leben können, auch in der Harmonie und Zusammenarbeit miteinander, hängt natürlich von vielen Faktoren ab: von der Erfahrung, die wir als Seele mitbringen, der Prägung durch unsere Familie, auch schon als Information in unserer DNS und unserer Meta-Matrix (das ist die Matrix unserer Seele, der Lebensplan), den Glaubenssätzen und Erfahrungen in unserem bisherigen Leben und der Art des Seelenauftrags in diesem Leben.

In jedem Fall können wir uns in der Entwicklung und Heilung der Archetypen unterstützen – und hier kommt delila wieder auf den Plan.

Im Jänner 2007 war ich für 3 Wochen auf Bali und lernte dort Land und Menschen zu lieben und zu genießen in ihrer üppigen Fülle und Lebenskraft, Hingabe und Freude.

Nun ist Bali auf der Weltkugel beinahe fast entgegen gesetzt zu Österreich und gleichzeitig geomantisch und geobiologisch ein absoluter Kraftpunkt – einer der zwei Kreuzungspunkte der großen planetaren Schlangenlinien (Energielinien der Erde, gleichzusetzen den beiden Hauptmeridianen des Menschen oder den Energieströmen Ida und Pingala um die Wirbelsäule).

Diese Treffpunkte der männlichen „gefiederten Schlange" (Quetzalcoatl der Azteken) und der weiblichen „Regenbogenschlange“ (Rainbow Serpent der australischen Ureinwohner) befinden sich einmal am Titicaca-See zwischen Peru und Bolivien, wo sich auch das Sexualchakra der Erde befindet, und eben zwischen den Four Mountains auf Bali als das Zentrum für planetare Reinigung*.

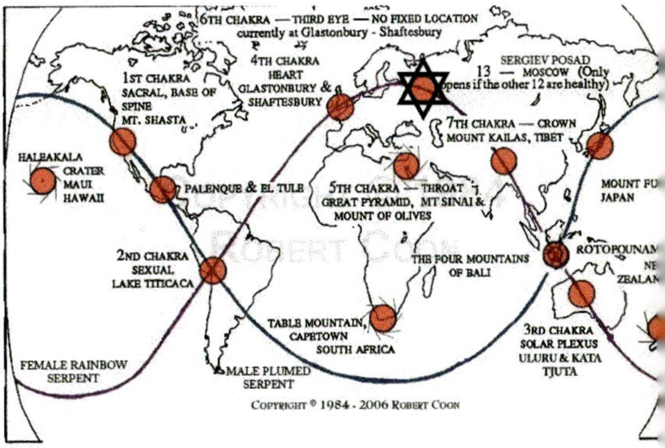

Dieser Kraftplatz schien mir ideal dafür, die Basis für die neuen Essenzen zu schaffen, in dieser Energie der Vereinigung des männlichen und weiblichen Archetypus, und in einer neuen Form, die von überholten Inhalten gereinigt wurde, aber auch dankbar alte, bewährte Kräfte nützt.

Nachdem die neuen Essenzen ja eine übergeordnete Funktion haben sollten, also „Das Große Leben“ in uns verinnerlichen sollten, war für mich absolut stimmig, dass ein Bestandteil der Essenzen vom genau entgegen gesetzten Teil der Welt stammen sollte, um den universellen Charakter dieser archetypischen Essenzen auszudrücken und energetisch zu verankern.

Die Basis für die Essenzen „Inneres Kind“, „Innere Frau“, „Innerer Mann“ und „Ganzheit“ entstand so an einem absoluten Kraftplatz an der Nordküste von Bali in erstmaliger Zusammenarbeit mehrerer Menschen (bis dato hatte ich meine Essenzen immer alleine hergestellt!), ohne das geplant zu haben. Plötzlich waren Frauen, Männer und Kinder da und brachten mir die verschiedenen Blüten, die vor Lebenskraft

---

*Earth Chakras von Robert Coon „The Living Earth, World Alchemy, and the Planetary Chakras“

nur so strotzten, und in von zu Hause mitgebrachtem Lichtwasser setzten wir sie unter der tropischen Sonne auf den zentralen Kreuzungspunkten eines riesigen Symbols der „Blume des Lebens“ an. Die Atmosphäre dabei kann man wirklich als „heilig“ beschreiben! Mit großer Freude durfte ich diese Schätze dann mit dem Segen einer balinesischen Priester-Heilerin mit nach Europa nehmen, wo dann die weiteren Bestandteile entstanden und dazu gefügt wurden.

Seit dem Herbst 2008 gibt es jetzt diese neuen Essenzen, und die Erfahrungen damit sind sehr ermutigend und erfreulich!

Die vier neuen Lebenssymbole – die Urschwingung

Die Arbeit mit delila® Lebenssymbolen baut eine Brücke zwischen dem Körper und den kosmischen Kräften in uns und um uns herum. Der Körper ist das Tor zu den tieferen und subtilen Dimensionen des Bewusstseins.

Wer auf dem Weg des Bewusstseins den Körper auslässt, verirrt sich lediglich in Illusionen und Vorstellungen über die Wirklichkeit, auch wenn sie schön und erhebend wirken. Der Körper lügt nicht, er drückt in der Materie aus. ER IST. Ich bin zwar nicht der Körper, aber er zeigt mir, so wie alles im Außen, meine Themen und zu erkennenden Lernaufgaben an, und dazu ist er da – und um dem Geist, der ich bin, ein Gefäß zu bieten, in dem er sich ausdrücken kann.

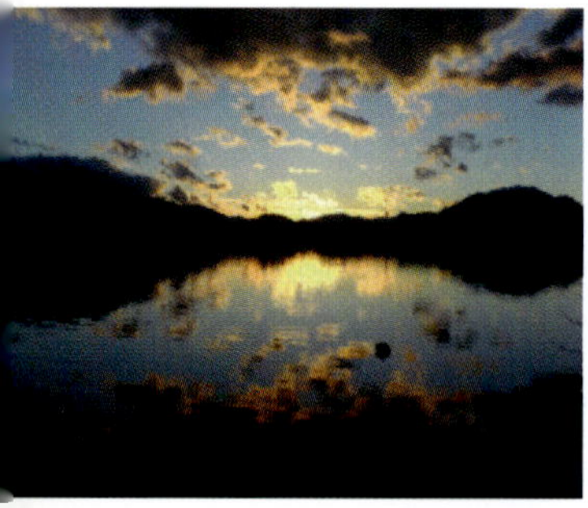

Der Herzschlag, der Atem brauchen keine Bedeutung für sich, und die Energie im Körper braucht kein Ziel. Der Körper ist zwar die grobstofflichste Struktur an uns, drückt aber alles aus, was er uns aus dem Feinstofflichen manifestieren möchte, und zeigt uns das, je nach Seelenaufgabe, im Außen.

Die Energiearbeit mit delila vermittelt zwischen diesen grob- und feinstofflichen Kräften,
damit wir uns als Seelen best möglich in menschlicher Form ausdrücken können und der Körper durch diese Energien belebt und geheilt wird. So kann man jederzeit im Außen die Verbindung mit der kosmischen Urkraft erkennen und wird still, fließend, ganz.

Die Arbeit mit delila kann momentan sehr beeindruckende Ergebnisse erzielen – was aber wirklich die tiefste Absicht dabei ist, ist der Ausdruck des vollen Seelenpotentials in der menschlichen Form. Das bedeutet nicht, ich beurteile mich und andere Menschen nach ihrem Äußeren und somit erkenne ich seine Seelenqualitäten (das wäre eine Form der Klassifizierung und des falschen Verständnisses davon). Der Körper zeigt mir einfach, womit ich hergekommen bin und was ich mir jetzt als Thema ansehen darf. Dann ist es möglich, Themen in die Harmonie zu bringen und Geist und Körper heilen zu lassen.

Die neuen Lebenssymbole von delila® erreichen uns aus einer kosmischen, archetypischen Ebene von einerseits uralter Symbolik aus dem Beginn der Erfahrung des Mensch-Seins, als die Trennung noch nicht so spürbar und der Zugang zur Schönheit und Harmonie des Göttlichen noch stark in uns verankert war. Es war die Ur-Zeit des Beginns der vedischen Aufzeichnungen, des Meta-Gedächtnisses der Menschheit, und etwa gleichzusetzen mit der lemurianischen (Traum-) Zeit. Mensch war mit den Harmonien der Natur und der göttlichen Natur in sich noch stärker verbunden, und ebenso mit den höchsten kosmischen Prinzipien, die dabei halfen, eine Rückverbindung zur Quelle allen Seins stärker zu erinnern.

Die Lebenssymbole von delila senden, wie schon oben erwähnt, sanfte Impulse in Form von Skalar-Wellen aus, die mit der schwachen Elektrizität in unseren Zellen in Resonanz gehen.

Somit beeinflussen die Lebenssymbole speziell unser elektrisches Energiefeld (und natürlich auch das von Tier und Raum!), und zusammen mit den Lebensessenzen, die mit unserem magnetisch-flüssigen Feld arbeiten, kann eine ganzheitliche Wirkung auf ihre Umgebung erzielt werden.

Im Folgenden möchte ich die einzelnen Lebenssymbole, die Archetypen, etwas genauer beschreiben.

Die „Quelle des Lebens“

Warum gibt es bei den neuen Lebenssymbolen von delila, bei den vier Symbolen des „Großen Lebens“, auch ein neues Basis-Symbol?

Dieses hat sich, wie auch alle anderen, von selbst offenbart, dieses Mal aber in der Form, dass ich es vor einigen Jahren

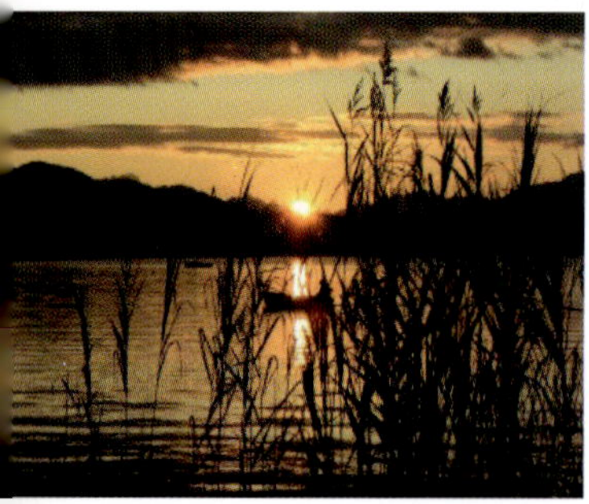

schon von einem Herzensfreund, dem Schamanen und Weisen Melvin Primous, geschenkt bekommen habe als Bild, welches eine amerikanische Malerin für ihn gemacht hatte. Sie nannte es „The Golden Light“ - und ich habe mehrere Jahre mit diesem Symbol gearbeitet, wenn es darum ging, mit Menschen in ihr innerstes Zentrum zurückzukehren. Das Spannende für mich dabei war auch, dass ich schon Jahre zuvor in schamanischen und energetischen Arbeiten, wo sich meine Hände immer wieder „verselbständigten“, diese Formen in die Aura zeichnete, um bei Menschen Heilprozesse abzuschließen. So war mir dieses Symbol zutiefst vertraut und ich spürte, dass es aus meinem Innersten als Form aufgestiegen war, die für alle diese Rückverbindung bedeutet.

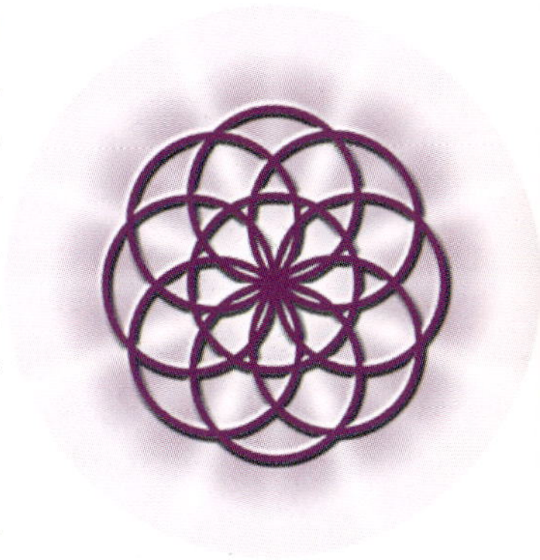

Wie offenbart sich nun dieses Symbol am Beginn jeden Lebens in uns?

Obwohl der Mensch nicht danach aussieht, ist er innerlich und äußerlich doch nur reine Geometrie. Die Empfängnis setzt in dem Moment ein, wenn das Spermium die Eizelle erreicht und dabei seine Geißel abwirft. Der Kopf des Spermiums, der männliche Vorkern, hat die gleiche Größe wie der weibliche Vorkern.

Durch Verschmelzung der beiden Vorkerne als Zygote entsteht die Form der „Fischblase“ - diese Zygote enthält das vollkommene Universum (wie innen, so außen!). Bei der Zellteilung wandern die beiden polaren Körper oder Zentriolen an die entgegen gesetzten nördlichen und südlichen Enden der Zelle und bilden die beiden Zellpole. Dabei entsteht auch ein röhrenförmiger Spindel-Apparat.

Die Chromosomen teilen sich hälftig auf und ordnen sich zwischen den beiden Spindelpolen an. Hier und jetzt entscheiden sich die späteren Proportionen des Menschen. In dieser ersten Zelle befindet sich also bereits ein ganzer Mensch.

Die Zygote teilt sich weiter in vier Zellen, welche die Form eines Tetraeders in einer Kugel haben.

Dann teilt sie sich weiter in acht Zellen, welche die Form eines Stern-Tetraeders (wie im Basis-Symbol der „Lebensthemen" von delila!) bilden.

Das „Ei des Lebens" hat sich somit in grobstofflicher Form manifestiert.

Diese acht Zellen liegen im Zentrum unseres Körpers, unterhalb des Steißbeins in der Nähe des Damms (unser ursprünglicher „Drachenschwanz", die Verbindung mit den geistigen Kräften der Mutter Erde, die Manifestierung der Seele durch die Wirkkräfte der Erde). Man bezeichnet sie auch als Stamm-Zellen, weil sie das beinhalten, was uns wirklich als Mensch ausmacht.

Diese acht Zellen sind mit unserem absoluten Ursprung verbunden und dadurch so gut wie unsterblich. Alle Energiefelder und –schichten um unseren Körper herum haben ihr Zentrum und ihren Ursprung in diesen acht Zellen, von denen aus das Wachstum in Kreisen nach außen erfolgt.

Genau dieses heilige geometrische Symbol ist die Basis der neuen Lebenssymbole von delila®. Das bedeutet aber auch, dass diese acht Kreise, die sich immer wieder auf ihr Zentrum beziehen, das Potential haben (und in Wahrheit ist dieses Potential die einzige Möglichkeit zu leben, da es sich auf die Quelle des Lebens in uns bezieht, unseren göttlichen Ursprung), zu eben diesem Zentrum zurück zu kehren, in die Einheit, Wahrheit und Liebe in uns und allem, das existiert. Dadurch können wir wieder in unser

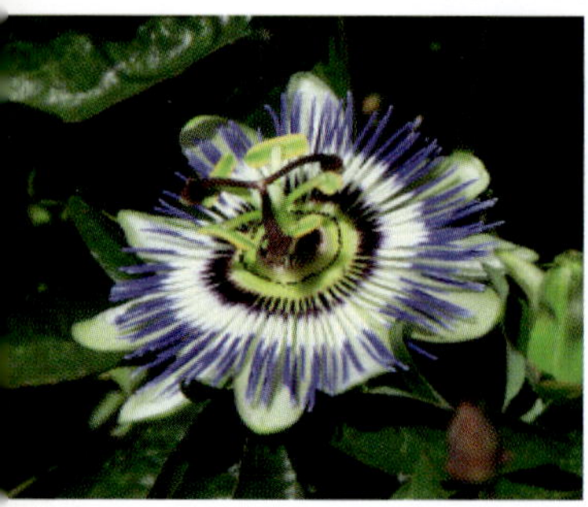

höchstes Sein wachsen - in das, was wir in Wahrheit sind. Der neunte Kreis umschließt die Verbindung aller acht Kreise und vereint somit die materielle Ebene der Dualität (2) und des physischen Seins (Erde – 4) durch das Eine im 9. Kreis in der Mitte.

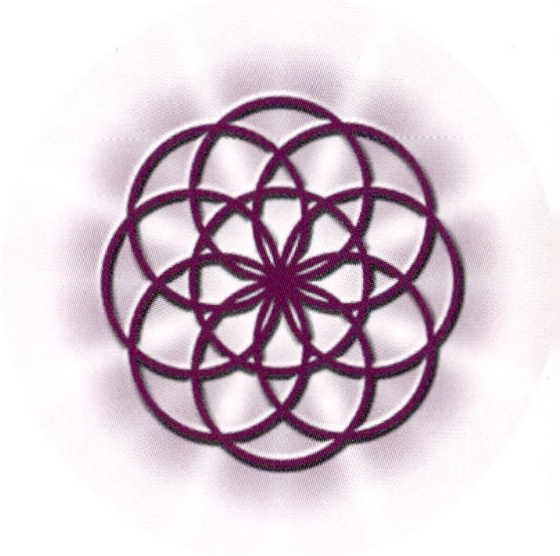

Dieses neue Symbol an der Basis der archetypischen Lebenssymbole von delila ist ein Schwingen nach Außen, in alle Erscheinungsformen des Universellen, und ein kreisförmiges wieder Zurückkehren ins Zentrum allen Seins.

Das Symbol der „Quelle des Lebens"

Dieses Symbol wird wesentlich für das Neue Jahrtausend werden, da es uns hilft, die Teile unserer DNS wieder zu aktivieren, die bis jetzt bei den meisten Menschen noch inaktiv waren und von Wissenschaftern als „Junk-DNS" bezeichnet wurden (in Ignoranz darüber, dass sie keine Ahnung davon hatten, wozu sie dienen könnte!). Wir können dadurch immer mehr Teile des „Göttlichen Menschen" in uns, des „Homo divinus", aktivieren. Es ermöglicht uns, in allen Dramen des täglichen Lebens immer wieder zurück zu kehren in diese Einheit in uns, in das Zentrum allen Seins, wo wir auf einmal tiefste Stille erfahren können und die Ent-Schleierung der Wirklichkeit als Wahrheit über eben dieses Drama sich uns offenbart. Wir können in diesem Zentrum erkennen, warum jedes Drama sich gerade so darstellt, wie wir es gerade erleben, warum Menschen, die mit uns darin verwickelt sind, sich genau so verhalten, wie sie es eben tun, und wie der ganze Plan dahinter einfach nur mit Liebe agiert, um uns ins Zentrum, zur Quelle, zurück zu bringen.

Das einzige, was wir dafür brauchen, ist dieses „Sich-Fallen-Lassen“ ins Zentrum, die Bereitschaft, mit anderen Augen zu sehen als mit unseren rein menschlich geprägten, und das, was wir als Vergebung und Aussöhnung bezeichnen können, zu leben – sich und anderen zu vergeben, was wir auf dieser äußeren Bühne der Illusion miteinander spielen, und was – paradoxerweise – nie stattgefunden hat, außer in eben dieser Illusion.

In dieser Quelle und aus dieser Quelle können wir dann wieder das Wasser des wahren Lebens schöpfen und zu einem Gefäß für dieses Wasser des Lebens werden, aus dem auch andere trinken können.

delila 11: Das „Innere Kind" - frei und fröhlich im Moment

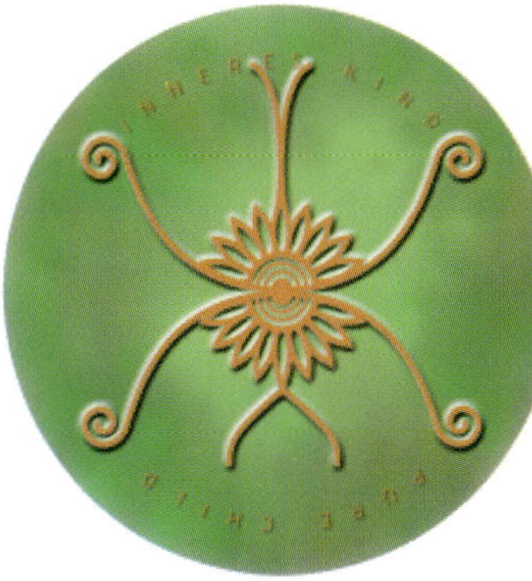

MEIN KRAFTSATZ:
„Ich liebe und achte mein inneres Kind"

Der erste Archetyp der neuen Serie „Das große Leben" ist die des Inneren Kindes, die 11. Diese Kraft ist eine sehr wichtige für die Menschen des Neuen Jahrtausends, weil es dabei darum geht, sich mit dem unterdrückten, verdrängten, verletzten und in vielen Bereichen missbrauchten Kind in uns auszusöhnen.

Wenn wir dieses Kind aufsuchen, z.B. in einer Reise nach innen, mit schamanischen Methoden oder in einer anderen meditativen Begegnung, finden wir es meist zusammengekauert in einem Eck sitzend – traurig, verletzt, einsam und nur darauf wartend, dass unser erwachsener Teil es findet, an sein Herz nimmt und aus dieser Einsamkeit mit ins Licht nimmt. Nach einer solchen inneren Erfahrung sind wir ein Stück heiler und ganzer und können die Qualitäten unseres Inneren Kindes immer mehr nützen.

Um dabei zu helfen und zu unterstützen, wurden Lebensessenz und Lebenssymbol „Inneres Kind" geschaffen. Sie aktivieren alle Qualitäten des Wahren Inneren Kindes - nämlich bedingungslose Freude, Urvertrauen, Leichtigkeit, Freiheit, alle Möglichkeiten, schöpferischer Urgrund, Unschuld und Präsenz - das dynamische Prinzip, das aus der Vereinigung des Männlichen und Weiblichen entsteht.

Die Lebensessenz 11 besteht, wie auch schon alle Essenzen der „Lebensserie" von delila, aus verschiedenen Blüten, Edelsteinen, Metallen und Lichtwässern.

Darin enthalten sind: Rote, rosa und orange Bougainvillea (aus Bali), Zinnie und Sommerlinde; Perlmutt, Milchopal, und Kupfer; und als Lichtwässer: Chalice Well (aus der Gralsquelle in Glastonbury, England) und Lourdes. Zur Quelle von Chalice Well möchte ich noch einiges hinzufügen: Nach der Karte der Erdchakren oben befindet sich in Glastonbury/Shaftesbury in England das Herzchakra der Erde. Außerdem ist auch das Stirnchakra, welches frei beweglich und veränderbar ist, schon seit einiger Zeit in diesem Bereich angesiedelt. Ich war vor einigen Jahren an diesem absoluten Kraftplatz und ich habe die Energie des inneren Kindes dort ganz stark und außerordentlich fröhlich, spielerisch und gleichzeitig vibrierend-mystisch wahrgenommen.

Außerdem hat für mich an einem ganz heiligen Platz dort, in den Ruinen der Abtei von Glastonbury, wo das Grab von König Artus und seiner Frau Guinevre zu finden ist, eine tief bewegende Aussöhnung zwischen der Energie des keltisch-magisch Weiblichen und den christlichen Marien stattgefunden. Da Glastonbury, die „Insel aus Glas“ (aus dem keltischen Namen Ynisvitrin abgeleitet), auch mit dem sagenumwobenen Avalon gleichgesetzt wird, wundert es auch nicht, dass diese beiden Kräfte dort überaus präsent sind.

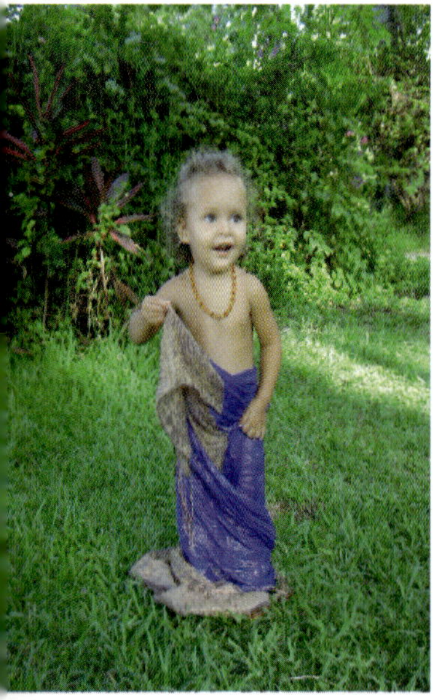

Woher stammt nun das Wasser ? Es entspringt der Quelle von Chalice Spring im Garten von Chalice Well als rote, sehr eisenhaltige Quelle, die wegen ihrer Heilwirkung weit über Glastonbury hinaus bekannt ist. Der Legende nach soll Joseph von Arimathea hier die beiden Gefäße mit dem Blut und dem Schweiß von Jesus Christus vergraben haben. Andere Legenden besagen, dass Artus hier den ihm anvertrauten Gralskelch (chalice) versteckte. Die Quelle ist Merlin geweiht und strahlt eine unglaubliche Kraft und großen Frieden aus. Für mich ist ihre Energie so stark und klar, dass ich sie als Lichtwasser definieren konnte – genaue Untersuchungen dazu stehen noch aus. Das mehrere Jahre alte Wasser aus Glastonbury, welches ich mitgebracht habe, ist jedenfalls noch absolut rein und klar, was auch für ein Lichtwasser spricht.

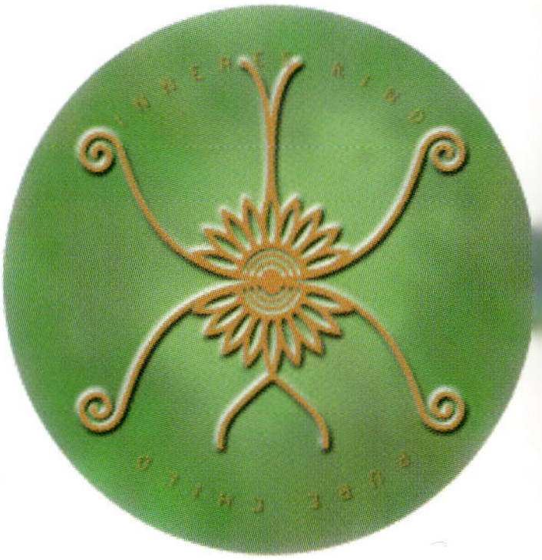

Dieses Wasser bringt allen die Unterstützung aus dem feinstofflichen Bereich, dem Pflanzen- und dem Reich der Elemente, die zu einem bewussten Prozess der Inkarnation in den materiellen Körper bereit sind. Es verhilft uns zur Verankerung unseres spirituellen Wesens in der materiellen Dimension. Es reinigt unsere Energiefelder und richtet sie aufeinander aus, so dass irdische und kosmische Energien einen ausgeglichenen Ausdruck in unserem Leben finden können.

Das Lebenssymbol 11 stellt wirkliche Freude, Spiel, Leichtigkeit, Wachstum und das Sein im Moment dar. Seine Linienfarbe ist Kupfer, spiegelt also das Metall in der Essenz wieder, und die Basis-Farbe ist grün, die Farbe des Herz-Chakras, des Wachsens und der Hoffnung.

Der untere Teil des Symbols, welches fast wie eine Spiegelung des oberen wirkt, stützt sich auf das weibliche, das Erd-Prinzip, das ein offenes Gefäß bildet und somit seine Kraft von der weiblichen Göttlichkeit der Erde bezieht– gleichzeitig entfaltet es seine Kraft und entfaltet aus der „Eizelle“ in der Mitte der beiden Schalen seine Blüte als dieses Kind, das es zur Hälfte hervorgebracht hat.

Der obere Teil unterscheidet sich nur durch die nach oben ragende Mitte, durch die das männliche, das Himmels-Prinzip, den Segen der Göttlichkeit des Himmels empfängt und weiterleitet. Aus dem „Samenkorn" in der Mitte der beiden Schalen wächst die Blüte seines Anteils am Kindlichen.

Zusammen entsteht so die Schwingung und das Gefäß des Göttlich-Kindlichen aus der Mitte heraus, die gleichzeitig durch das zentrale Symbol darin auch ein Verbindung zur Ganzheit darstellt – miteinander können das Männliche und das Weibliche ihr Inneres Kind wieder ganz und heil machen, und ebenso miteinander in der innigsten Verschmelzung, ihr göttliches Kind aus sich selbst zur Welt bringen.

Dieses Symbol kann dabei helfen, unser Erbe hier auf Erden als göttliche Kinder anzutreten und alles, was dem scheinbar entgegensteht, wieder ausheilen – alle Verletzungen aus der Kindheit und unserem ganz frühen oder unentwickelten Sein.

Die Zahl 11, die ja auch symbolisch wirkt, hat verschiedene Bedeutungen. Im I-Ging steht die 11 für Friede, Gleichgewicht und Harmonie. Es sind beide Kräfte in ihr vertreten, die schöpferische und die empfangende, Himmel und Erde. Die 11 hat aber auch eine Bedeutung als höhere Zahl - die Verbindung von Gott dem Einen und der Welt (10), die Offenbarungszahl, die Zahl der Märtyrer und Heiligen, als Beginn des Wissens. Wie jeder weiß, hat die 11 aber auch etwas Närrisches, z. B. beginnt der Karneval am 11.11. genau um 11.11 h ...

Was bedeutet die Zahl 11 bei delila? Darin ist die Zahl 1 der Lebensessenz und dem Lebenssymbol „Vertrauen“ zugeordnet. Das bedeutet in der 11 des „Inneren Kindes“, dass sich das Kindliche jetzt ganz selbst leben darf und soll. In der Verdoppelung des Vertrauens als Urvertrauen ermöglicht ihm das durch die Aufhebung der Trennung von 1-1 in der Vereinigung des Einen Männlichen und des Einen Weiblichen sich als Kindliches zu manifestieren. Damit wird durch die Energie des Urvertrauens als Mitgefühl (verankert in Essenz und Symbol 10) das Zurückkehren in die Ganzheit (0) wieder möglich. Wir alle dürfen als göttliche Kinder diesen Weg jetzt zurück in die Ganzheit und Einheit nehmen.

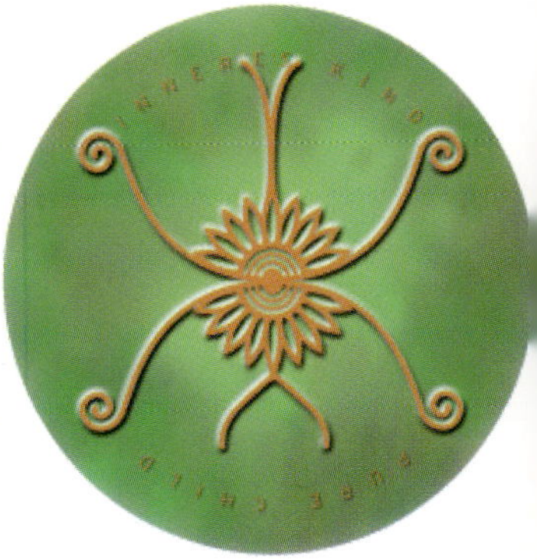

delila 11 Lebensessenz und Lebenssymbol – Hausapotheke

Probleme physisch:

Wirbelsäulenprobleme, schlechte Verschaltung zwischen Körper und Geist, Verspannungen im hinteren Kopfbereich, Probleme der ganzen Körpermitte und ihrer Organe, vorgeburtliche Schäden, Probleme in der Schwangerschaft, Geburt und Wochenbett, ADHS usw.

Probleme psychisch und mental:

mangelndes Urvertrauen, Ängste und Abwehr, sich als Kind nicht angenommen gefühlt haben, Niedergedrücktheit, Anhaften und in alten Gefühlen leben, bei Bewältigung von Missbrauch (körperlich und emotional), bei Kontaktschwierigkeiten, allen Ess-Störungen und Süchten, in allen „kopflastigen“ Berufen und Bereichen, bei zu viel Ernst und Schwere, bei Kinderwunsch usw.

Entwicklungsmöglichkeit:
bedingungslose Freude, Urvertrauen, die Möglichkeiten leben können, schöpferisch-kreativ sein, Unschuld, „da“ sein, frei sein, an nichts anhaften müssen, Leichtigkeit und Unbeschwertheit spüren usw.

Lebensessenz 11 - Wirkung der Blüten und Edelsteine

Bougainvillea ermöglicht den Kontakt zum inneren Kind, Linde tröstet und heilt, Zinnie lässt uns wieder lachen, Kupfer harmonisiert die Gefühle, Milchopal löst emotionale Blockaden und Perlmutt bringt Leichtigkeit, Lachen und Achtung vor dem Leben.

Farben der Blüten: rosa, pink, orange, zart-gelb;
Farben der Edelsteine: milchig-regenbogenfarbig;
Metall: kupfer
Lichtwässer: Lourdes, Chalice Well.

Lebenssymbol 11 – Wirkung

Die Stärke des Lebenssymbols 11 liegt darin, das es uns die Freude, Leichtigkeit und das unbeschwerte Lebensgefühl vermittelt und dabei hilft, Verletzungen des inneren Kindes leichter auszuheilen.

Farbe: grün, Symbol: kupfer

Anwendung von Essenz und Symbol 11

Die Körperzonen, bei delila Lebensfelder genannt (werden ausführlich in meinem zweiten Buch „Der Ursprung des Lebens“ beschrieben), die speziell zur Anwendung der Essenz des „Inneren Kindes" geeignet sind, sind vor allem in der Körpermitte zu finden, also generell im Rumpfbereich. Sehr gut lässt sie sich mit den ihr zugehörigen Essenzen aus der Lebensserie, nämlich der 1 „Vertrauen" und der 5 „Loslassen" mischen, und auch mit der 10 „Mitgefühl" ist sie wunderbar kombinierbar, besonders, wenn es um alte Verletzungen des inneren Kindes geht. Natürlich ist sie insbesondere zum Einnehmen gedacht, und da wendet man sie gleich an wie die Essenzen der „Lebensserie" – also generell 2 – 3 mal täglich wären 2-3 Tropfen einzunehmen, entweder direkt auf die Zunge oder in ein Glas Wasser getropft. Zur Anwendung im Raum oder am Körper direkt eignen sich wunderbar das Auraspray und der Roll-On „Inneres Kind".

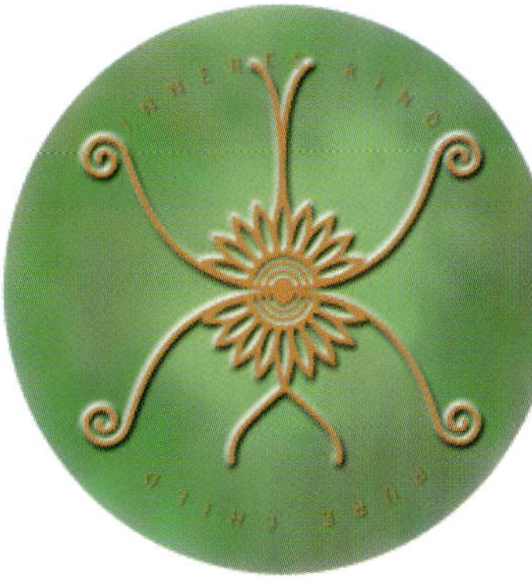

Auch im Badewasser oder in einer Körperlotion bzw. Massageöl oder Creme kann man sie sehr gut anwenden, wenn man mit seinem Inneren Kind arbeiten oder es besänftigen und in die Harmonie bringen möchte. Dabei können innere Freude, Leichtigkeit, Offenheit und den Moment leben aktiviert werden! Natürlich ist diese Essenz auch für Tiere anwendbar, z. B. bei sehr jungen Tieren, die sich gut entwickeln sollen, oder auch bei älteren, die vielleicht in den Anfängen ihres Lebens schlechte Erfahrungen gemacht haben.

Bei der Anwendung des Lebenssymbols am Körper kann ich die Lebenssymbolkarten, die Life Energy Tattoos oder die Wandelsteine von delila verwenden.

Ich kann, aber muss nicht über die Lebenstore am Körper arbeiten (ebenfalls von mir entwickelt, und wie Akupunkturpunkte für Lebensenergie zu betrachten. Auch diese werden ausführlich in meinem zweiten Buch beschrieben). Auch wenn ich das Symbol irgendwo am Körper anbringe, wird sich die Information fortpflanzen, bis sie ihr Ziel erreicht hat. Schneller und effektiver geht es über die Lebenstore! Damit setze ich gezielte Impulse, indem ich das jeweilige Medium auflege oder „aufklebe" und so die entsprechende Information wirken lasse.

Das Symbol 11 bringe ich auf der Vorderseite des Körpers am besten entweder mitten am Solarplexus oder/und auf beiden Fußsohlen, im „Gewölbe", an.

Auf der Rückseite des Körpers befindet sich das Lebenstor des Inneren Kindes auf Herzhöhe in der Mitte, über der Wirbelsäule. Auch da sind eine zusätzliche Möglichkeit der Anwendung wieder die beiden Fußsohlen.

Zusammen mit dem Auftragen der Lebensessenz des Inneren Kindes auf den entsprechenden Lebensfeldern entsteht eine sehr ganzheitliche Wirkung über den Körper in die Tiefe, bis in unser Zell-Bewusstsein.

Ich kann das Lebenssymbol aber auch am Arbeitsplatz, unter der Matratze am Lattenrost (da wirkt es die ganze Nacht über das Aurafeld) oder überall, wo ich Unterstützung für das Innere Kind benötige, anwenden.

Erfahrungen mit dem „Inneren Kind“

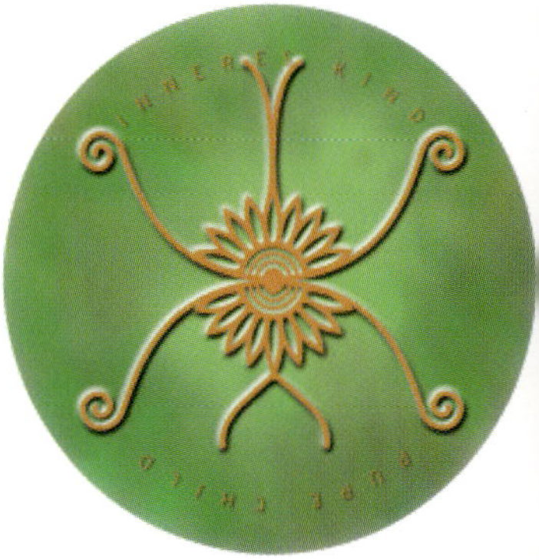

Fall 1: „Dadurch, dass ich schon früh Mutter geworden bin, musste ich bald Verantwortung übernehmen. Meine Verspieltheit, Leichtigkeit und Kreativität ließ ich mir jedoch nie nehmen.

Bei alten Gefühlen wie Niedergeschlagenheit, oder auch bei Schmerzen im Lendenwirbelbereich hat mir diese Essenz geholfen, wieder meine unbändige Freude leben zu können.“
Astrid Denkmair, delila Expertin

Fall 2 „Roman hatte sich beim Fußballspielen eine starke Zerrung am linken Fuß zugezogen. Der Fuß war seit 11/2 Tagen unbehandelt und bereits stark geschwollen, und er konnte auch gar nicht auftreten. Ich gab Roman die Essenzen 10 und 11 und legte ihm in der Nacht die Symbolkarten ins Bett.

Am nächsten Morgen konnte er normal gehen, die Schwellung war fast ganz verschwunden und er konnte sogar an einem Schulausflug teilnehmen.“
Johanna Mikl, delila Expertin

**delila 12: Der „Innere Mann" –
mutig und klar umsetzen**

MEIN KRAFTSATZ:
„Ich liebe und achte meinen inneren Mann"

Die letzten Hunderte, ja teils Tausende von Jahren waren geprägt von einem alten, babylonisch-atlantischen Verständnis der männlichen Energie. Speziell in der Neuen Welt wurde in der Zeit während und nach der Christianisierung der männliche Archetyp nochmals in einer Art und Weise gelebt, dass dies in unserer Welt zu einem immer größeren Ungleichgewicht und zur Disharmonie führte. Die Ausprägung in verzerrter Form wirkte sich aus in immer heftigeren Kriegen, Gewalt, Machtmissbrauch, Unterdrückung und Ausbeutung (speziell der weiblichen Kraft und der Ressourcen von Mutter Erde), zu Egoismus und damit auch zu einem immer mehr Abgeschnitten-Sein von der göttlich-männlichen Kraft, die ja zum Wohle des Ganzen wirkt.

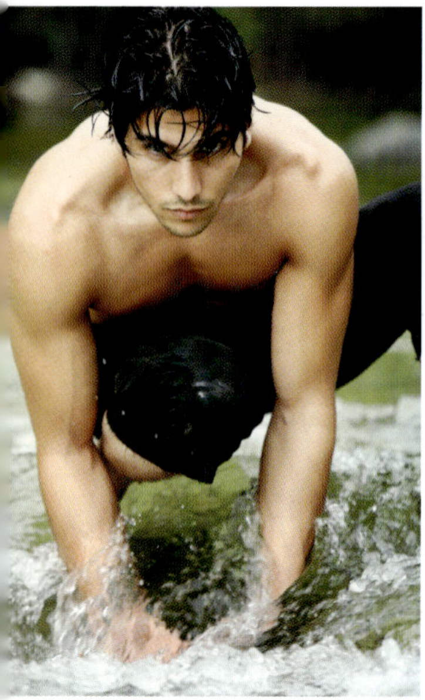

Das alles ist zu verstehen als Beschreibung der männlichen Kraft in jedem/jeder von uns, und nicht nur auf „Mann" bezogen! Die männliche Kraft in der Frau war genauso verzerrt und entstellt, wurde sehr oft unterdrückt und nicht gelebt, äußerte sich manchmal in Form von Machtmissbrauch an Schwächeren, oder als Konkurrenzkampf zwischen den Geschlechtern. Auch wir Frauen dürfen lernen, dem wahren, heilen Archetyp unseres Inneren Mannes zu begegnen!

Um dieser Qualität zu begegnen und sie wieder zu integrieren, wurden Lebensessenz und Lebenssymbol „Innerer Mann“ geschaffen – sie aktivieren alle Qualitäten, die das Männliche in jedem von uns in der höchsten Form ausmachen sollte: Geist, Mut, das aktive, schöpferische, planende, Welt verändernde Prinzip, Abenteuerlust, Urteilsfähigkeit, Logik, kosmisches Bewusstsein, Wahrheit, Macht und Kraft - das aussendende Prinzip.

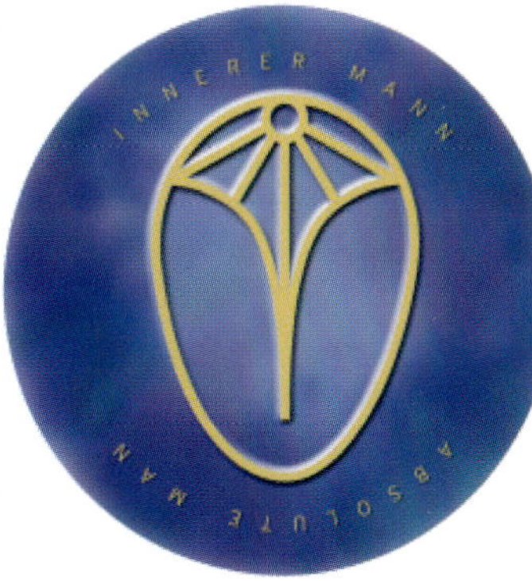

Die Lebensessenz 12 besteht, wie auch schon alle Essenzen der „Lebensserie“ von delila, aus verschiedenen Blüten, Edelsteinen, Metallen und Lichtwässern. Darin enthalten sind: Banane (aus Bali), Sonnenblume und Schöllkraut; Bergkristall, Gold und Lapislazuli, und als Lichtwässer: Chalice Well und Medjugorje.

Chalice Well aktiviert in diesem Fall auch die Energie des Königs (Artus), der höchste männliche Qualitäten in sich vereinigt haben soll und durch die Akzeptanz und auch teils schmerzvolle Integration seiner Schattenseiten ein Sinnbild für den erlösten männlichen Archetyp ist.

Als Metall ist das Gold vorhanden. Dazu ist noch Folgendes zu sagen: Für die Alchimisten war Gold das edelste der Metalle (ist es ja auch heute noch!) und hat in sich auch ganz stark die Sonnenkraft gespeichert, war also immer ein Sinnbild der Sonne hier auf Erden. Die Essenz hat somit auch eine starke Verbindung zum Solaren, zur Sonne, zur männlich-göttlichen Kraft.

Das Lebenssymbol 12 sieht sehr einfach aus, ist aber in seinem Inhalt und seiner Wirkung absolut kraftvoll. Seine Symbolik ist in ähnlicher Form in den verschiedensten Völkern zu finden, z.B. als Shivalingam (Shiva ist ein Begriff aus dem

Sanskrit und bedeutet übersetzt „Feuer" oder „Licht", repräsentiert die männliche Kraft, die von der weiblichen Energie Shakti belebt wird) oder Ei des Lebens und ist sowohl als stilisiertes männliches Geschlechtsorgan zu sehen als auch als das eindringend-durchdringende Prinzip von oben, als Samenkorn, als Transportmittel für das Licht, die göttliche Sonnenkraft und klare Stärke.

Das Licht im Symbol öffnet die starre (Ei-)Hülle, dringt in sie hinein und lässt die Essenz darin erstrahlen und gedeihen. Das ganze Symbol birgt auch eine Spannung in sich, und zwar eine sehr wichtige Spannung, die z. B. den Bogen eines Schützen straff ziehen lässt, damit er sein Ziel treffen kann – auch eine Eigenschaft des männlichen Prinzips. Der Kreis oben, das Zentrum der Ganzheit, ist auch hier wieder Ausgangspunkt für die männliche Kraft, sodass sie sich immer aus dieser Ganzheit bezieht und daraus genährt wird.

In sich ist das Symbol sehr „ganz", sehr abgerundet und darin kann das Männliche sich auch öffnen und sein eigenes Licht als Klarheit und Wahrheit erstrahlen lassen – und das braucht die Welt ganz dringend!

Auch die 12 als Zahl birgt Symbolik in sich. Die 12 ist die Form des Osiris, der stirbt, oder des Christus, der am Kreuz stirbt, oder der 12 Jünger, die in die Welt hinausgehen, oder der 12 Hirnnerven, die durch die vereinigte Kraft der Kundalini transformiert werden...

Sanskrit, eine der ältesten Kultursprachen der Menschheit, aus den indischen Veden
Osiris, stellt im Ägyptischen die männliche Gottheit dar im Gegensatz zu Isis als weiblicher Gottheit
Kundalini, der Materie nächst stehende ätherische „Schlangen"-Kraft im Menschen, befindet sich zusammengerollt im untersten Chakra des Menschen. Ist maßgeblich beteiligt am Prozess der Erleuchtung.

Was bedeutet die Zahl 12 bei delila? Das Spannende bei dem Ganzen ist beim Männlichen, dass es sich jetzt in der Neuen Zeit aus den zwei Zahlen des Vertrauens (1, kindlich) und der Lebensfreude (2, weiblich) zusammensetzt – das ist deshalb jetzt so wesentlich, da die männlichen Qualitäten Selbstvertrauen, Kraft und Klarheit in den letzten Hunderten (oder teilweise 2000) Jahren sehr oft in ihrer verzerrten Form und in falscher Ausübung als Macht- und Kräftemissbrauch angewendet wurden.

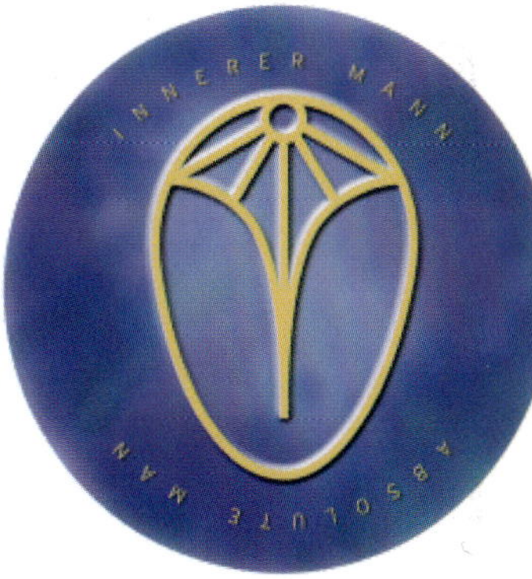

So sorgen jetzt die Ausgleiche des Weiblich-Kindlichen in der Männlichkeit für eine ganzheitliche Energie, die dabei helfen kann, diese archetypische Kraft auszuheilen und ihre wahre Verwirklichung in uns allen zu unterstützen.

delila 12 Lebensessenz und Lebenssymbol – Hausapotheke

Probleme physisch:

Störungen von Knochen, Muskeln und Gelenken, Gleichgewichtsstörungen, Rückenschmerzen, Muskelverletzungen, Gelenkprobleme, Funktionsstörungen der Niere oder Lunge, Geschwüre, Hormonstörungen, Probleme der rechten und oberen Körperhälfte, Stress, Herzschwäche, Potenzschwierigkeiten oder mangelnde Zeugungskraft (d.h. auch, wenn die männliche Kraft nicht wirken kann, um etwas Neues entstehen zu lassen), in der Pubertät usw.

Probleme psychisch und mental:

fehlender Mut und Durchsetzungsvermögen, zu große Schüchternheit, „enges" Denken, Verwirrung, wenn Geben ein Problem ist, Harmoniesucht, Entscheidungsschwierigkeiten, fehlende Unterscheidungskraft, Vaterkonflikte, Probleme mit dem Männerbild, Probleme mit der Sexualität

Entwicklungsmöglichkeit:
Mut, Tatkraft, Aussprechen der Wahrheit, Selbstwert, klare Ausrichtung, liebevoll geben und respektvoll potent (also Leben oder Projekte aktivierend, umsetzend) sein können.

Lebensessenz 12 - Wirkung der Blüten und Edelsteine

Banane stärkt unser Yang (Sexualität), Sonnenblume lässt uns die männliche Kraft annehmen, Schöllkraut ermöglicht den Ausgleich zwischen linker und rechter Hirnhälfte, Bergkristall sorgt für Reinigung durch Klarheit, Lapislazuli wandelt destruktive in konstruktive Energie um und Gold stärkt die Willenskraft und Energie.

Farben der Blüten: gold-gelb, bräunlich;
Farben der Edelsteine: kristallklar, tiefblau-gold;
Metall: gold
Lichtwässer: Medjugorje, Chalice Well.

Lebenssymbol 12 – Wirkung

Die Stärke des Lebenssymbols 12 liegt darin, dass es uns Kraft, Klarheit und mutiges Handeln vermittelt – und das bedeutet wirkliche Lebens- und Initialkraft. Es wirkt auch überall, wo Männer nicht selbständig werden können; in allen Berufen und Bereichen, wo es viele Frauen gibt und überall, wo logisches Denken und Entschlusskraft gefordert wird (natürlich auch für Frauen!).

Zusammen mit 13 und 0 für „göttliche" Begegnungen zwischen Mann und Frau, und vor und bei der Zeugung eines Kindes.

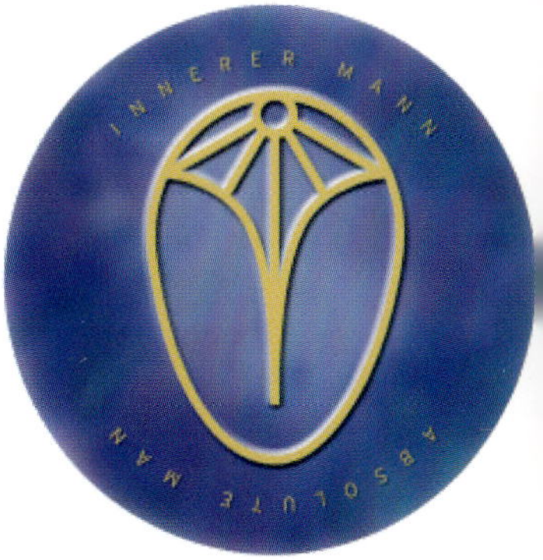

Farbe: tiefblau, Symbol: gold

Anwendung von Essenz und Symbol 12

Die Körperzonen, also Lebensfelder der Anwendung der Essenz des „Inneren Mannes" sind auf der rechten Seite des Körpers zu finden, also generell alle Bereiche rechts der Wirbelsäule – rechter Arm und rechte Hand, rechtes Bein und rechter Fuß, auf alle Organe der rechten Körperhälfte wirkt die Essenz, speziell bei den paarigen (Niere, Lunge), und die ganze rechte Körperhälfte. Ein Sonderfall ist das Gehirn, da am Kopf außen ganz normal auch die rechte Hälfte zugeordnet wird, sich aber im Inneren die Wirkung umkehrt – da geht die linke, die rationale Gehirnhälfte mit der Essenz in Resonanz.

Sehr gut lässt sie sich mit den ihr zugehörigen Essenzen aus der Lebensserie, nämlich 6 „Selbstvertrauen", der 7 „Kraft" und der 8 „Klarheit" mischen, und auch mit der 9 „Wahre Liebe" ist sie wunderbar kombinierbar, besonders in den Bereichen, wo es um die Wahrheit geht. Natürlich ist sie speziell zum Einnehmen gedacht, und da wendet man sie gleich an wie die Essenzen der „Lebensserie" – also generell 2 – 3 mal täglich wären 2-3 Tropfen einzunehmen, entweder pur auf die Zunge oder in ein Glas Wasser getropft.

Auch im Badewasser oder in einer Körperlotion bzw. Massageöl oder Creme kann man sie sehr gut anwenden, speziell dann, wenn man mit seinem Inneren Mann arbeiten oder ihn in seiner Kraft unterstützen und in Harmonie bringen möchte.

Natürlich ist diese Essenz auch für Tiere anwendbar, z. B. bei sehr jungen Tieren, die sich gut entwickeln und durchsetzen lernen bzw. kräftig und selbstbewusst werden sollen, oder auch bei älteren, die vielleicht in den Anfängen ihres Lebens diese Eigenschaften nicht entwickeln konnten.

Wegbegleiter von delila, in denen die Lebensessenz 12 wirkt, sind im Moment das Auraspray und der Roll-On „Innerer Mann", in denen noch zusätzlich hochwertige reinste ätherische Öle enthalten sind. Auch Schmuck aus der Serie Juwells mit dem Lebenssymbol 12 kann die wahre männliche Kraft in uns stärken.

Auch Schmuck aus der Serie Juwells mit dem Lebenssymbol 12 kann die wahre männliche Kraft in uns stärken. Mit den Lebenssymbolen am Körper kann ich sehr wirkungsvoll mit den Karten, den Life Energy Tattoos oder den Wandelsteinen von delila arbeiten.

Über die Lebenstore bringe ich das Symbol 12 auf der Vorderseite des Körpers am besten an:
Entweder in der rechten inneren Handfläche oder/und auf dem Thymus, in der Mitte unter den Schlüsselbeinen. Auf der Rückseite des Körpers befindet sich das Lebenstor des Inneren Mannes auf Herzhöhe unter der rechten Schulter.

In Gemeinschaft mit der Lebensessenz 12 kann ich so alle Themen des Inneren Mannes leichter klären und integrieren!

Alle weiteren Möglichkeiten der Anwendung des Lebenssymbols decken sich mit der Beschreibung der Anwendung beim Lebenssymbol 11.

Erfahrungen mit dem „Inneren Mann“

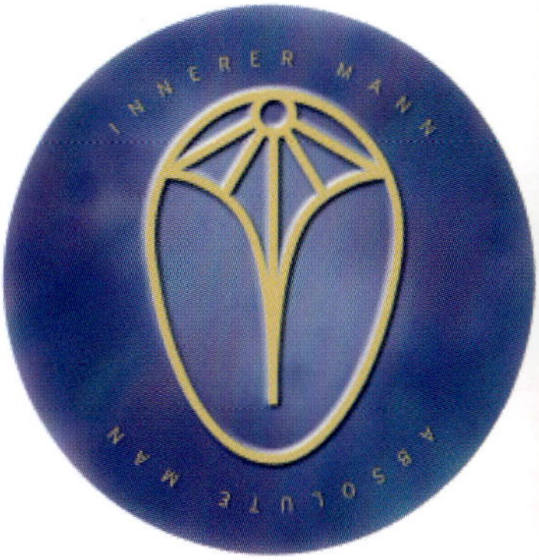

Fall 1: „Mein älterer Sohn nahm die Essenz des inneren Mannes. Sie wirkte sofort! Er sprach klar und deutlich aus, was er möchte, konnte Entscheidungen treffen, Konfrontationen wurden leichter möglich - einerseits war ich dann als Mutter gefordert - jedoch ich freute mich so für ihn. Er benötigte nicht einmal ein halbes Fläschchen!“
Elisabeth Kainz, delila Expertin

Fall 2: „Ein männliches Baby, im Jahr 2010 geboren, hat einen Hochstand eines Hoden. Wir arbeiteten seit der Diagnose mit der Essenz Nr. 3 (Blockaden lösen), danach mit der Nr. 12, seit einem Monat auch mit Tattoos – als erstes mit der Nr. 12, danach mit der Nr. 3. Seine Mutter berichtete, dass bei der letzten Kontrolle der Hoden schon aus dem Bauchraum in die Leiste gewandert sei.“
Ingrid Buchinger, delila Expertin

delila 13: Die „Innere Frau" – liebe- und kraftvoll kreieren

MEIN KRAFTSATZ:
„Ich liebe und achte meine innere Frau"

Wenn wir uns das Thema Weiblichkeit in den letzen Hunderten Jahren ansehen, dann ist das eine traurige Geschichte voller Unterdrückung, Missbrauch, Verzerrung und Disharmonie, fehlender Kraft und Lähmung und pervertiertem Verständnis weiblicher Kraft. Um nicht missverstanden zu werden: Es gibt keine Schuldzuweisung an irgendjemand oder –etwas dabei!

Scheinbar wollten wir als Menschheit in sehr großem Ausmaß diese Erfahrungen machen, und das Spiel der Kräfte und Mächte in allen Variationen und Perversionen ausleben. Es hat uns dahin gebracht, dass wir jetzt die Folge davon überall mit Schrecken zur Kenntnis nehmen müssen und schnell handeln müssen, um das Ruder herum zu reißen. Unsere Erde, die Mutter, die Ur-Weibliche, zeigt uns deutlich den Zustand des Weiblichen auf der Welt und in den meisten von uns. Wir können aber auch erstmals so deutlich sehen, wohin es führt, wenn die Liebe, das mütterlich-fürsorgliche, das bewahrende und beschützende und Leben gebende Prinzip im Leben fehlt oder schwach ausgeprägt ist.

Das in jedem Wesen auszugleichen, dazu sind wir hier und jetzt aufgefordert. Wenn die weibliche Kraft in unserer Welt nicht in ihrer wahren Essenz gestärkt und gelebt wird, sieht es mit der Menschheit nicht sehr gut aus! Deshalb ist mir die Lebensessenz „Innere Frau" ein großes Anliegen und ich merke jetzt schon, wie sie gebraucht wird und wie gut sie tut – nur so können das männliche und weibliche Prinzip einmal in Harmonie, Balance und in der Vereinigung ihrer Qualitäten uns selbst als göttliche Kinder auf diesem Planeten hervorbringen!

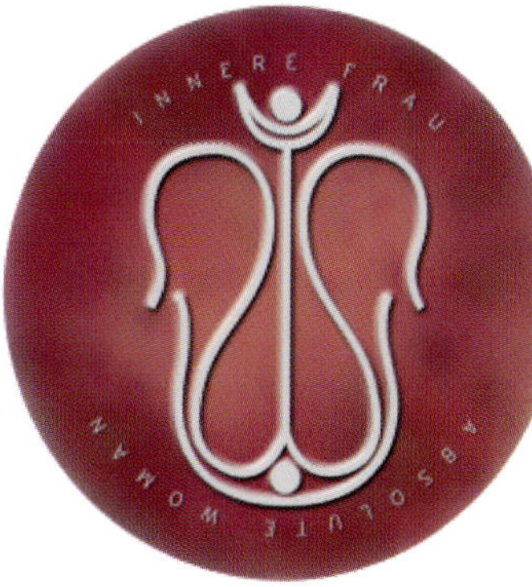

In der „Inneren Frau“ enthalten sind alle Qualitäten, die das Weibliche in jedem von uns in seiner höchsten Form beinhalten würde - Liebe als allverbindendes Prinzip, Gefühl, Herz, Anmut, Hingabe, Feinfühligkeit, Freundlichkeit, Erde, das Schützende und Bewahrende, Barmherzigkeit, Dankbarkeit und Mitgefühl - das aufnehmende Prinzip.

Die Lebensessenz 13 besteht ebenfalls, wie auch schon alle länger existierenden Essenzen der „Lebensserie“ von delila, aus verschiedenen Blüten, Edelsteinen, Metallen und Lichtwässern.

Darin enthalten sind: Rosa Hibiskus (aus Bali), Granatapfel und Frauenmantel; Granat, Rosenquarz und Silber; und als Lichtwässer Chalice Well und Montichiari.

Im Lichtwasser von Chalice Well ist die hohe Kraft der Weiblichkeit als Königin (Guinevre) enthalten, und auch die Aussöhnung der keltisch-magischen Weiblichkeit mit der der christlichen Marien, um beide Energien zum Wohle jedes Lebewesens zu vereinigen und einzusetzen.

Das Silber als alchimistisches Metall wird häufig mit dem Namen der Mondgöttin Luna bezeichnet oder durch eine Mondsichel dargestellt. Der Mond von Mondsichel-Madonnen besteht oft aus Silber. In der christlichen Symbolik wurde das durch Läuterung gewonnene Silber mit der Läuterung der Seele verglichen.

Das Lebenssymbol 13 beinhaltet verschiedene, sehr „schwingende“ Elemente, und drückt Anmut, Weichheit, Empfänglichkeit mit Unterscheidungskraft und Fruchtbarkeit aus. Die äußere Schale ist nach oben offen und birgt die innere weibliche Stärke, die auf der Ganzheit an der Basis ruht. Im Symbol findet sich, wie beim Inneren Mann, auch eine Andeutung der weiblichen Geschlechtsorgane (innen und außen), und ein Ausbreiten und Ausschwingen nach beiden Seiten. Auch eine Ähnlichkeit mit den Kelchen und innersten Zentren von Blüten und Früchten besteht und somit wieder die Energie des Wachsens, Hervorbringens, aber auch wieder Zurücknehmens in die Mitte ist vorhanden, um darin aus Altem, Verbrauchten wieder Neues entstehen zu lassen.

In der Schale, die aus der Mitte nach oben wächst und die auch der Mondsichel ähnelt, liegt ebenfalls eine Frucht wie eine Gabe an den Himmel, aber diese Gabe wächst ganz natürlich aus dem Weiblichen Sein und braucht nicht mehr „geopfert“ werden, sie bietet sich selbst dar in ihrer Ganzheit.

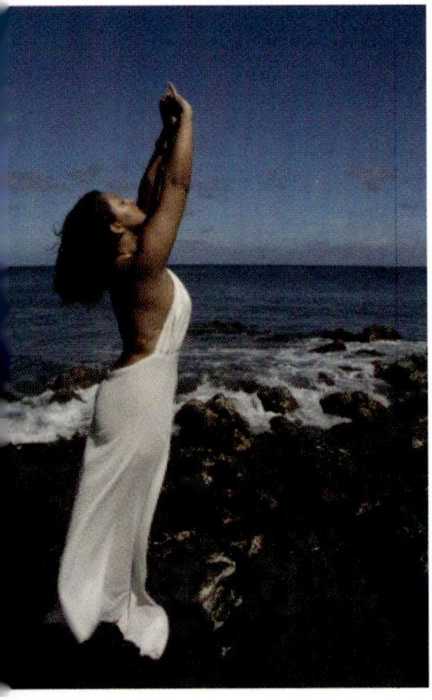

Das Lebenssymbol 13 drückt somit eine liebevolle Kraft und sanfte innere Stärke aus, die unwiderstehlich scheint und die gerade jetzt so nötig ist, um unsere Welt im Innen und im Außen wieder ins Lot, in die Harmonie, zu bringen – nicht mit Macht, sondern mit Kraft!

Und das betrifft alle, Mann und Frau, in ihrer inneren Weiblichkeit....

Und die Zahl 13 der „Inneren Frau“? Sie ist natürlich als verhexte Zahl bekannt, mit der niemand so gerne Bekanntschaft schloss, und der allerlei Unheil angedichtet wurde – genau so wie auch den tieferen Kräften des Weiblichen, vor denen sich „Mann“ immer wieder fürchtete und sie bannen wollte – und so wurde auch die Magierin und weise Frau im Laufe der Geschichte dämonisiert, als Hexe verbrannt, nicht für voll genommen und geächtet, gleich wie die Zahl 13 – aus Angst vor ihrer wahren Kraft.

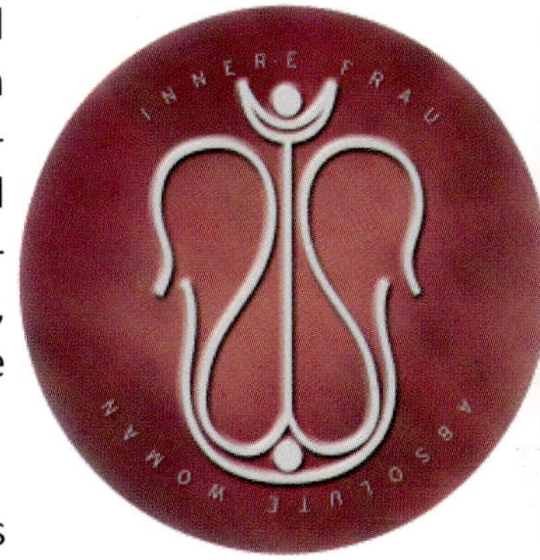

Noch im frühen Mittelalter war die 13 bei uns als Glückszahl und Zahl der Vollkommenheit bekannt: die zwölf mit Jesus um den Abendmahlstisch versammelten Jünger plus Jesus als der Dreizehnte...

Dabei beinhaltet diese Zahl den urweiblichen Rhythmus des Mondes, der das Jahr in natürliche 13 Monde teilen würde und nicht wie der „künstliche“ Kalender in 12. Auch der Maya-Kalender, der aus viel älterer Zeit stammt, ist nicht linear-männlich, sondern auch vertikal-holistisch-weiblich verfasst und geht nach einem 13-er System vor.

Im System von delila setzt sich diese Zahl aus dem Vertrauen (1) aus dem Kindlichen und dem Im-Fluss-Sein (3), einer sehr weiblichen Qualität zusammen, Beides brauchen wir jetzt ganz dringend, um uns vertrauensvoll in den Fluss des Lebens fallen und uns von ihm tragen zu lassen! Er wird uns genau dahin bringen, wohin wir sollen, und uns mit seiner Weisheit, die aus der Quelle stammt, lehren können.

delila 13 Lebensessenz und Lebenssymbol – Hausapotheke

Probleme physisch:
Magenbeschwerden, Speicheldrüsen, Brustdrüsen, Nah-

rungsmittel-Allergien, Leiden des Magen- und Darmtraktes, Verstopfung und Durchfall, Über- oder Untergewicht, Unterleibsbeschwerden, Probleme der unteren und linken Körperhälfte, Hormonstörungen und Menstruationsprobleme, Probleme mit Fruchtbarkeit, Empfängnis und in der Schwangerschaft, im Klimakterium, in der Pubertät usw.

Probleme psychisch und mental:
mangelndes Gefühl und Mitgefühl, verschlossenes Herz und unterdrückte Gefühle, schlechte Erdung, Angst vor Veränderung, fehlende Motivation, innere Unruhe und Neigung zur Unfruchtbarkeit, Mutterkonflikte, Probleme mit dem Frauenbild.

Entwicklungsmöglichkeit:
starke Liebes- und Lebenskraft, Mitgefühl, Fruchtbarkeit, Altes in Neues umwandeln können, Frieden, starke Weiblichkeit und Sexualität leben können, geduldig und barmherzig sein, annehmen können.

Lebensessenz 13 - Wirkungen der Blüten und Edelsteine

Rosa Hibiskus stärkt unser Yin, Granatapfel lässt uns die weibliche Kraft annehmen und schätzen, Frauenmantel stellt den Mutter-Archetyp dar, Rosenquarz stärkt die Partner-Bindung und öffnet das Herz, Granat
Erdet und aktiviert die Urkraft und Silber stellt den Rhythmus des Lebens wieder her.

Farben der Blüten: Pink, rot, silbrig-goldgelb;
Farben der Edelsteine: rosa – rot;
Metall: silber
Lichtwässer: Medjugorje, Chalice Well.

Lebenssymbol 13 – Wirkung

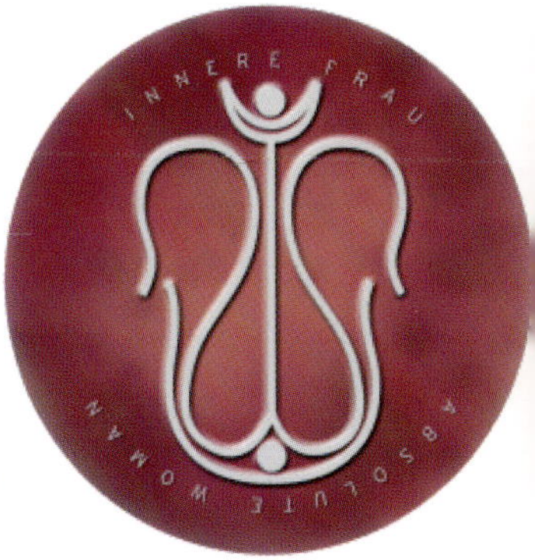

Die Stärke des Lebenssymbols 13 liegt darin, dass es uns Herzensliebe, Mitgefühl und intuitives Spüren vermittelt – und das bedeutet tiefste Verbindung zur weiblichen Erdkraft. Es wirkt auch überall, wo Frauen mit der Mutterrolle Schwierigkeiten haben, in allen Berufen und Bereichen, wo es viele Männer gibt und überall, wo kreatives, intuitives Denken und Mitgefühl gefordert werden (natürlich auch für Männer!). Zusammen mit 12 und 0 für „göttliche" Begegnungen zwischen Mann und Frau, und vor und bei der Empfängnis eines Kindes.

Farbe: rot, Symbol: silber

Anwendung von Essenz und Symbol 13

Die Körperzonen, also Lebensfelder für die Anwendung der Essenz der „Inneren Frau" sind auf der linken Seite des Körpers zu finden, also generell alle Bereiche links der Wirbelsäule – linker Arm und linke Hand, linkes Bein und linker Fuß, auf alle Organe der linken Körperhälfte wirkt die Essenz, speziell bei den paarigen (Niere, Lunge). Ein Sonderfall ist das Gehirn, da am Kopf außen ganz normal auch die linke Hälfte zugeordnet wird, sich aber im Inneren die Wirkung umkehrt – da geht die rechte, die intuitive Gehirnhälfte mit der Essenz in Resonanz.

Sehr gut lässt sie sich mit den ihr zugehörigen Essenzen aus der Lebensserie, nämlich der 2 „Lebensfreude", der 3 „Im Fluss Sein" und der 4 „Frieden" mischen, und auch mit der 9 „Wahre Liebe" ist sie wunderbar kombinierbar, besonders in dem Bereich, wo es darin um die Liebe geht. Natürlich ist sie speziell zum Einnehmen gedacht, und da wendet man sie gleich an wie die Essenzen der „Lebensserie“ – also generell 2 – 3 mal täglich wären 2-3 Tropfen einzunehmen, entweder pur auf die Zunge oder in ein Glas Wasser getropft. Bei der Harmonisierung und Stärkung dieses Themas eignen sich zur Anwendung im Raum oder am Körper direkt ganz hervorragend das Auraspray und der Roll-On „Innere Frau“.

Auch im Badewasser oder in einer Körperlotion bzw. Massageöl oder Creme kann man sie sehr gut anwenden, speziell dann, wenn man mit seiner Inneren Frau arbeiten oder sie in ihrer Kraft unterstützen und in die Harmonie bringen möchte. Natürlich ist dies Essenz auch für Tiere anwendbar, z. B. bei sehr jungen Tieren, die sich gut entwickeln und geduldig, freundlich und liebevoll im Umgang mit Menschen werden sollen, speziell wenn sie mit Kindern gut auskommen sollen, oder auch bei älteren Tieren, die vielleicht in den Anfängen ihres Lebens diese Eigenschaften nicht entwickeln konnten.

Am Körper kann ich, wie schon oben dargestellt, sehr wirkungsvoll mit den Lebenssymbolkarten, den Life Energy Tattoos oder den Wandelsteinen von delila arbeiten.

Über die Lebenstore bringe ich das Symbol 13 auf der Vorderseite des Körpers am besten an:
Entweder in der linken inneren Handfläche oder/und auf dem Unterbauch, in der Mitte unter dem Nabel – die chinesische Medizin kennt diesen Punkt als Tan Tien, den „Ozean der Lebensenergie“.

Auf der Rückseite des Körpers befindet sich das Lebenstor der Inneren Frau auf Herzhöhe unter der linken Schulter.

Zusammen mit dem Auftragen der Lebensessenz der Inneren Frau auf den entsprechenden Lebensfeldern entsteht eine sehr ganzheitliche Wirkung über den Körper in die Tiefe. Wunderbar ist dann auch eine gemeinschaftliche Anwendung der Symbole und Essenzen 11, 12 und 13 auf den entsprechenden Lebensfeldern und –toren – und die Ganzheit dazu rundet eine solche „archetypische Behandlung“ wundervoll ab!

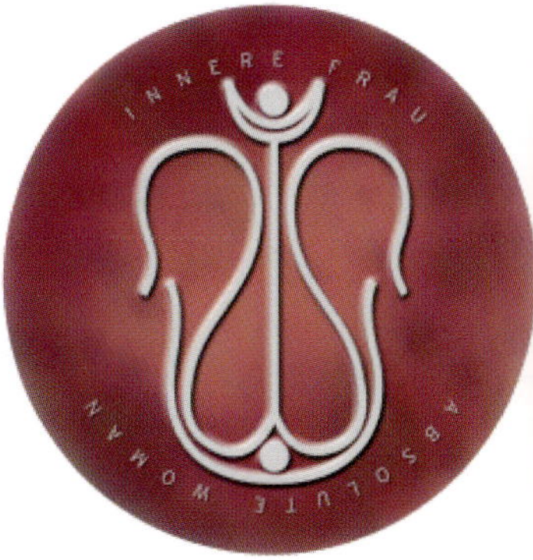

Alle weiteren Möglichkeiten der Anwendung dieses Lebenssymbols decken sich mit der Beschreibung der Anwendung beim Lebenssymbol 11.

Erfahrungen mit der „Inneren Frau“

Fall 1: „Ich habe bei einer jungen Frau das Tattoo der ‚Inneren Frau’ getestet, dieses hielt ziemlich lange. Dann nach der Wirkung gefragt meinte sie: ‚Ich hatte das Gefühl, es wirklich zu brauchen und war froh, dass es lange hielt!’

Sie wollte dann eine Essenz zusätzlich und da testete dann die Innere Frau gar nicht mehr - das Tattoo reichte scheinbar und hielt noch einige Tage.
Jedenfalls war sie begeistert!“

Fall 2: „Der Fußballtrainer meiner Kinder brauchte und bekam das Tattoo der ‚Inneren Frau’, was die Kinder natürlich sehr belustigte. Doch war seine Wortwahl an diesem Tag gleich eine andere. Mehr Wärme und Verständnis - Mitgefühl war spürbar und nicht nur für mich, sondern auch für andere Eltern. Na, was will man/frau mehr?“
Beide: Elisabeth Kainz, delila Expertin

delila 0: Die „Ganzheit" – eins mit allem in göttlicher Harmonie

MEIN KRAFTSATZ:
„Ich lebe in vollkommener Einheit mit allem, was ist"

Die Ganzheit oder Einheit, das Eine Sein, ist der göttliche Urgrund allen Seins. In ihm ist alles als Potential, als Möglichkeit vorhanden – es gibt keine Trennung und keine Bewegung – nur das Absolute, Immanente in Stille. Aus dieser Einheit hat sich das Universum mit all seinen Teilen, und so auch Mensch und Welt hinausprojiziert im Urknall, und seitdem gibt es scheinbar Evolution, Bewegung und Energie in Aktion – aber auch Trennung, Dualität und alles, was damit einhergeht.

Jeder Mensch ist im Laufe seiner Suche immer bestrebt, wieder in diese Ganzheit und Vollkommenheit zu gelangen – ob er nun Harmonie in sich und seiner Mitwelt sucht, die zweite ideale Hälfte im Außen, ein schönes, beglückendes Leben oder alles, was mit dieser Ganzheit zu tun hat. Wenn er sich seines Selbst schon sehr bewusst ist, weiß er, dass die Welt im Außen immer nur ein Spiegel seines Inneren sein kann. Dadurch wird klar, dass er diese Ganzheit und Einheit in sich suchen und wieder herstellen muss, um sich irgendwann wieder als vollkommen heiles und ganzes Wesen zu erfahren – und wenn es soweit ist, wird nichts mehr im Außen zu dieser Vollkommenheit benötigt – aber alles darf sein als Widerspiegelung diese Ganzheit.

Die Ganzheit und Einheit braucht Mensch als Wichtigstes, um sich wieder als nicht von Gott und der Welt getrenntes Wesen zu erleben, und damit ermöglicht uns diese Rückverbindung ein Auflösen von Trennung, von Ur-Teilen und Disharmonie. Daraus kann sich ein neuer Mensch zu seinem ganzen Potential erheben – wie Phönix aus der Asche. Befreit von alten Konditionierungen erlebt er den Reichtum des Lebens in seiner ganzen Fülle, ohne Angst vor dem Leben und dem Tod und ohne das Gefühl von (Ur)Schuld – als ewiges Prinzip.

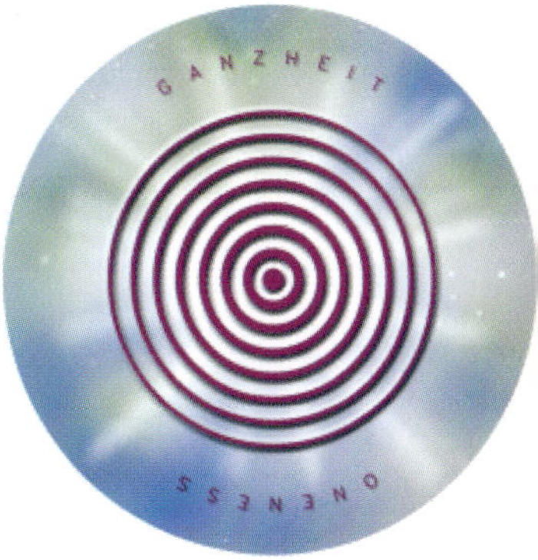

Zuerst wenden wir uns wieder der Zahl 0 zu, die ja eigentlich eine paradoxe Zahl ist, weil sie keinen eigenen Wert hat. Kombiniert mit einer der anderen Zahlen bezeichnet sie davor gestellt (mit einem Komma dazwischen) einen Teil davon, nachgestellt das Zehnfache dieser Zahl, hat also das Potential, die Zahl zu verkleinern oder zu vergrößern.

Die Null, das Nichts - das Fehlen jeglicher Qualität und Quantität ist zwar einerseits ein Symbol für die Nicht-Existenz, doch bei näherer Betrachtung ist sie das nicht zu Erfassende: das Symbol für das unbegrenzte, grenzenlose Licht (nach der Kabbala).

Der Kreis, der zugleich das Unbegrenzbare und das Eine, Einzige darstellt - wird somit zum universellen Sinnzeichen für Gott (z.B. als Sonnenscheibe)

Die Null - als ein leerer Kreis stellt sie sowohl das Nicht-Sein des Todes als auch die Totalität des Lebens dar, die beide im Kreis zusammengefasst sind, und hat an der Symbolik des Kreises Teil. Vor der Eins ist nur die Leere; das Bewusstsein, das letzte Mysterium, das unfassbare Absolute.

Die Lebensessenz 0 besteht aus: Ylang-Ylang (aus Bali), Salbei und Seerose; Diamant, Moldavit, Himalaya-Salz und Agnihotra-Asche (aus vedischem Pyramidenfeuer); und als Lichtwässer Chalice Well und Efeso.

Agnihotra, das vedische Pyramidenfeuer zur Reinigung aller Sphären, wurde der Menschheit speziell für unsere Zeit des Übergangs gegeben. Die Methode ist schon so alt wie das vedische Wissen, also so alt wie die Menschheit.

Diese Asche entsteht, wenn das Feuer in einer Kupferpyramide bei Sonnenauf- und Sonnenuntergang angezündet und dem Göttlichen geweiht wird unter dem Klang von speziellen uralten Mantras aus der gemeinsamen Vorgeschichte der Menschheit, den Veden.

Agnihotra-Asche ist Materie im optimalen Schwingungszustand. Wenn sie mit etwas Lebendigem zusammenkommt, überträgt sich der Schwingungszustand und Heilung findet statt. Durch Agnihotra selbst und Anwendung der Agnihotra-Asche in den verschiedenen Formen können wir alle in unserem Körper enthaltenen Elemente - Erde, Wasser, Feuer, Luft und Äther - in einen harmonischen Schwingungszustand versetzen. So findet ganzheitliche Heilung statt. Die Asche des heiligen Pyramidenfeuers aktiviert so auch das Phönix-Prinzip und stellt die Verbindung zum Göttlichen her.

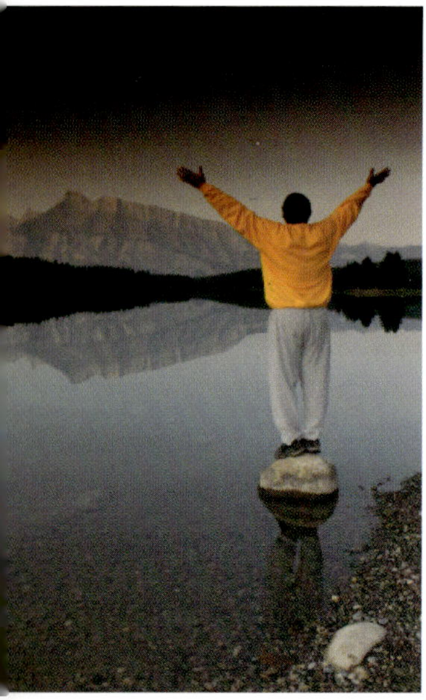

In der Essenz 0 handelt es sich um die essentielle Schwingung der Agnihotra-Asche, übertragen auf Wasser.

Das Lebenssymbol 0 zeichnet den Beginn aller Dinge in dem Punkt in der Mitte. In diesem Punkt war das erste Mal eine Manifestation des göttlichen Ursprungs sichtbar, dessen, was aus dem unmanifestierten „Nichts“ kommt. Dieses Nichts erzeugt bei vielen Menschen eine große Urangst vor der totalen Auflösung und kann in seinem Wesen besser beschrieben werden durch die Definition seines englischen Begriffes „no-thing“, also „kein Ding“. Das bedeutet nicht weniger, als dass in diesem Nichts alles vorhanden ist als Potential, als Möglichkeit, aber nicht als etwas Manifestiertes.

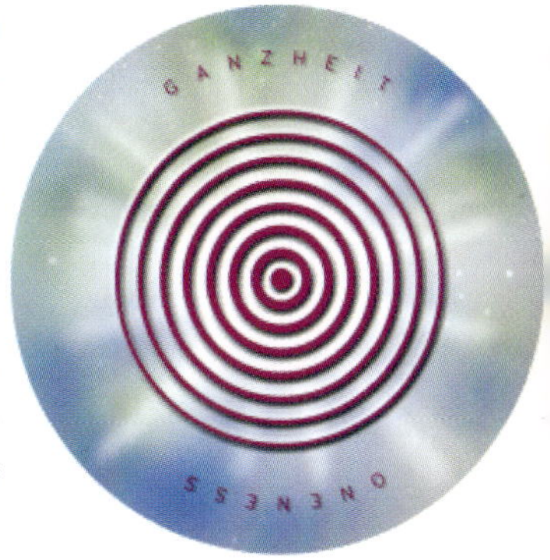

Deshalb ist der wahre Ursprung und die Essenz von allem das „Nichts, in dem alles enthalten ist“.

Aus diesem Ursprung entsteht in einem Schöpfungsimpuls eine Bewegung reinster Energie, und dann die Manifestation als ein Anfang, ein Punkt. Die Ganzheit bedeutet nun in dem Symbol von delila, dass dieser Punkt sich einfach nur weiter ausdehnt, einen Raum des Potentials zwischen sich lässt, und dann in einem etwas größeren Kreis sich ausdrückt. Weitere Kreise folgen durch weitere Ausdehnung und bezeichnen den ewigen Puls des Lebens – Ausdehnung bis zu einem gewissen Maximum, und dann wieder die Rückkehr, das Zusammenziehen bis zurück zum Ursprung, in das alles bergende Nichts.

Jedes Leben, jede Schöpfung durchläuft diese Kreisläufe, wie die Bewegung durch einen Kieselstein, den man ins Wasser wirft – das Wasser bildet immer weitere Kreise um sich, bis es am Ufer anschlägt – dann kehren die Kreise wieder in sich zurück.

Wir dürfen uns mit diesem Symbol erinnern, dass wir aus der Quelle, dem Ursprung kommen, Manifestationen dieses Ursprungs sind, und wieder mit allen Erfahrungen in die Quelle zurück kehren, in der sich alles wieder auflöst und das reine Potential übrig bleibt.

delila 0 Lebensessenz und Lebenssymbol – Hausapotheke

Probleme physisch:

Ungleichgewicht der Zellsalze, Probleme des Lymphsystems, Ungleichgewicht der Hypophyse, der Thymusdrüse und der Zirbeldrüse, Probleme mit den roten und weißen Blutkörperchen, mangelnde Verbindung beider Gehirnhälften, bei Wirbelsäulenproblemen, Herzproblemen und Umweltbelastungen usw.

Probleme psychisch und mental:

Verurteilung, Trennungs- und Gespaltenheitsgefühle, Disharmonie, fehlender Glauben an eine göttliche Verbindung, tiefstes Allein-Sein, Angst vor oder Sehnsucht nach dem Tod, starke materielle Verhaftung sowie Geld- und Zukunftssorgen, Suche nach Ganzheit, wenn man die als „schlecht" empfundenen Seiten bei sich und anderen nicht sehen will.

Entwicklungsmöglichkeit:

Inneres Wissen um Einheit und Ganzheit in allem, Verbindung mit Mensch und Gott, sich im anderen erkennen - dadurch Auflösen von Verurteilung, Verbindung von männlichen, weiblichen und kindlichen Anteilen, alle abgespaltenen Teile wieder zu sich zurück nehmen, keine Angst vor dem Leben oder dem Tod haben – das Phönix-Prinzip und sein ganzes Potential leben. Unterstützt die Fähigkeit Liebe, Hingabe und das Gefühl des Ein-Seins zu erleben.

Lebensessenz 0 -
Wirkung der Blüten und Edelsteine

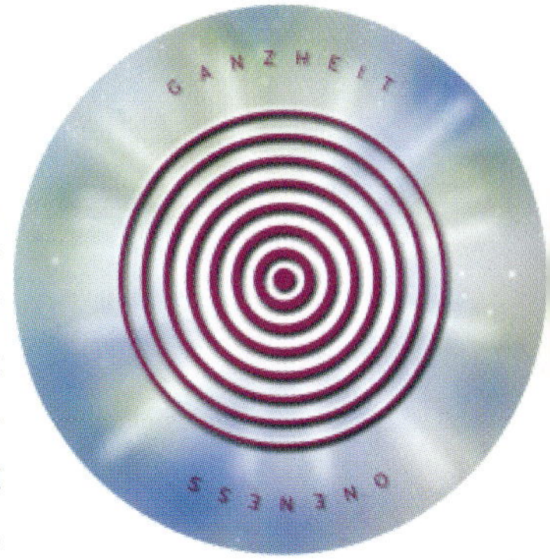

Ylang-Ylang ermöglicht die Integration der Dualität, Salbei schenkt Ein(e) Sicht, Seerose lässt uns allumfassende Liebe leben, Diamant fördert das Entdecken der eigenen Berufung, Moldavit ermöglicht die Einsicht in immense geistige Dimensionen, Himalaya-Salz fördert eine seelisch-geistige Reinigung von Negativität und Agnihotra-Asche bringt ganzheitliche Heilung.

Farben der Blüten: Silbrig-weiß, grün;
Farben der Edelsteine: kristallklar, regenbogenfarbig, rosa, grün; graue Asche.
Lichtwässer: Efeso, Chalice Well.

Lebenssymbol 0 – Wirkung

Das Lebenssymbol 0 erinnert jeden von uns an seinen Ursprung, an die Einheit allen Seins. Es lässt uns verstehen, dass das Leben sich in immer wiederholenden Zyklen bewegt und wir immer wieder an eine Stelle kommen, wo es uns so schmerzt, als hätten wir das Thema dahinter immer noch nicht gelöst. Mit seiner klaren, strahlenden Kraft bringt es das Licht des wahren Seins in unser leben und lässt uns auch in Trennungs-Gefühlen die Möglichkeit zur Ganzheit spüren. Es kann bei jedem Thema, das auftaucht, unser wahres Potential aktivieren.

Farben: zart-blau, weiß, gelblich, Symbol: lila

Anwendung von Essenz und Symbol 0

Körperzonen, also Lebensfelder für die Anwendung der Essenz der „Ganzheit“, sind jeweils vorne und hinten am Körper knapp am unteren Rand des Herzens zu finden, schaffen also einen Zugang zum absoluten Chakra (Meisterchakra) der innersten Herzkammer, welches lange geheim gehalten und nur Eingeweihten offenbart wurde. Dieses Chakra bildet die Verbindung zu unserem Ursprung, zur Quelle, zu unserem Höchsten Selbst. Das gleiche Lebensfeld für die Ganzheit findet sich auf der Rückseite des Körpers. Daneben ist diese Essenz auch noch am obersten Scheitel (Alpha-Chakra) und am Ende der Wirbelsäule (Omegachakra) existent – als Verbindung zwischen weiblicher und männlicher Göttlichkeit.

Sehr gut lässt sie sich mit der ihr zugehörigen Essenz aus der Lebensserie, nämlich mit der 10 „Mitgefühl“ mischen, und gibt in diese Essenz den Teil des göttlichen Segens hinein. Natürlich ist sie speziell zum Einnehmen gedacht, und da wendet man sie gleich an wie die Essenzen der „Lebensserie“ – also generell 2 – 3 mal täglich wären 2-3 Tropfen einzunehmen, entweder pur auf die Zunge oder in ein Glas Wasser getropft. Eine intensive Wirkung erziele ich bei der Eigenbehandlung und Raumharmonisierung nachhaltig duftend mit dem Roll-On und dem Auraspray „Eins-Sein“.

Auch im Badewasser oder in einer Körperlotion bzw. Massageöl oder Creme kann man sie sehr gut anwenden, speziell dann, wenn man mit der Einheit und Ganzheit arbeiten und alle getrennten Teile in die Harmonie bringen möchte. Diese Essenz ist wunderbar auch für Tiere anwendbar, z. B. bei sehr jungen Tieren, die Stabilität in ihrem Charakter brauchen, früh von der Mutter getrennt wurden (da speziell in der Kombination mit der Essenz 10!) oder auch bei älteren Tieren, die vielleicht in den Anfängen ihres Lebens diese Eigenschaften nicht entwickeln konnten oder denen es schlecht geht – sehr wirkungsvoll auch bei allen „Übergängen“ wie Geburt oder Tod (das gilt natürlich genau so für Menschen).

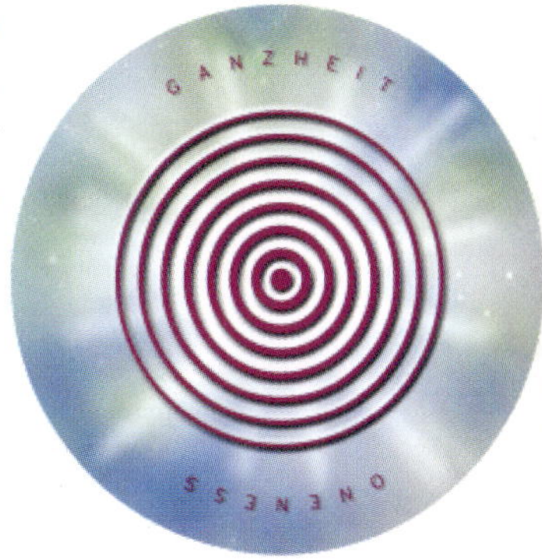

Erfahrungen mit der Lebensessenz „Ganzheit“

Fall 1: „Liebe Irmgard!
Das Tattoo „Ganzheit“ hat mir bei meinem ersten Flug sehr geholfen. Ich flog ja das erste Mal mit einem Flugzeug! Ich fühlte mich ruhig und sicher!“
Maria Aigner, delila Expertin

Fall 2: „Als ich selbst die einzelnen Essenzen/Symbole/Tattoos getestet habe, konnte ich bei mir nicht so viel feststellen - jedoch habe ich das dringende Gefühl gehabt: ‚Ich brauche' ... Ich wusste sofort, was und wo ich es brauchte – die Ganzheit! Mein Tattoo von der Ganzheit hielt auch ganze 11 Tage - jeden Tag betrachtete ich es und dachte mir – Gott sei Dank bist du noch da! Als es weg war, fühlte ich mich als Ganzheit im Ganzen und es ist jeder Zeitpunkt der richtige Zeitpunkt. Ich habe als Symbolkarten immer noch das innere Kind, die innere Frau und den inneren Mann unter dem Bett und die Ganzheit unter dem Kopfpolster.“
Elisabeth Kainz, delila Expertin

Neue Lebenssymbol-Triaden

Zwei neue Triaden, die es momentan nur als Karten gibt und (noch) nicht als Tattoos, und die erst durch die Kombination mit den Symbolen des „großen Lebens“ entstanden sind, sind diese:

TRIADE „Selbstvertrauen“

Diese Kombination hilft bei mangelndem Selbstvertrauen, fehlender Konzentration auf sich selbst, den eigenen Weg nicht konsequent gehen können, eher nach außen als nach innen schauen. Dadurch entsteht Mut, den eigenen Weg zu gehen, bei sich bleiben zu können, und Klarheit in Bezug auf die eigene innere Stimme – die Verbindung zur inneren Quelle.

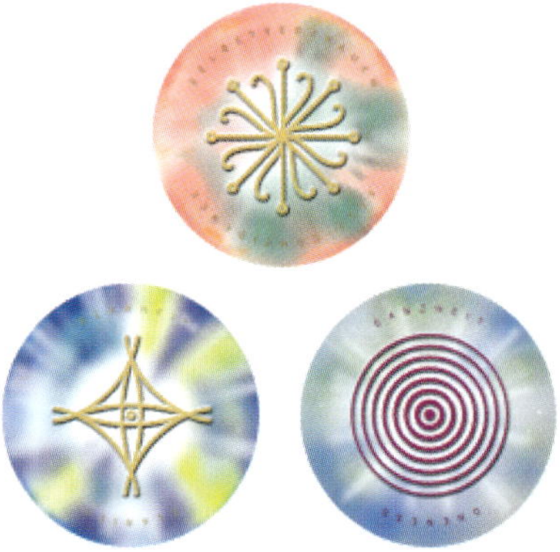

TRIADE „Familie“

Diese Zusammenstellung hilft bei Problemen und Disharmonie in der Familie oder Unausgewogenheit der männlichen, weiblichen und kindlichen Kraft im Innen, und bei Kinderwunsch. Es können Ausgewogenheit und Harmonie in der Familie entstehen, ein ba-

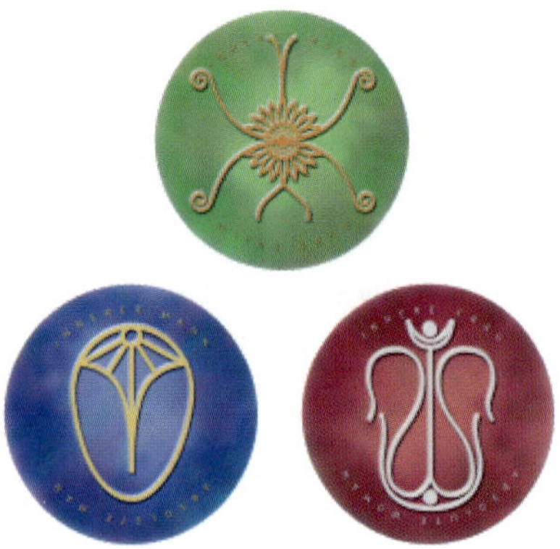

lancierter Hormonhaushalt und richtige Kräfteverteilung der männlichen, weiblichen und kindlichen Kraft im Innen und Außen.

Ich wünsche uns zum Abschluss, dass alles, was wir denken, sagen, tun und sind, von dem bestimmt wird, was unser natürliches Wesen ist und was wir alle hierher auf die Erde mitgebracht haben, um es wieder zu finden und es wieder zu sein:

Liebe, Wahrheit, Freiheit und Frieden!

Unsere Philosophie

Alle delila® „Wegbegleiter“ werden aus hochwertigen, natürlichen Rohstoffen gefertigt, zum größten Teil in reiner Handarbeit. Wir arbeiten fast ausschließlich mit ausgewählten heimischen Fachbetrieben zusammen, die wie wir eine Philosophie der Nachhaltigkeit, der Schonung unserer Natur und unseres Lebensraumes, der Rückkehr zu unserem Ursprung und somit dem Ursprung des Lebens verfolgen.

Der Mensch selbst in Harmonie und einem intakten Umfeld, zusammen mit Tier und Natur, ist unser Bestreben. Ein gemeinsames, liebevolles Miteinander im Austausch und in der Ergänzung unserer Potenziale, ein Bewusstwerden unseres wirklichen, wahren Selbst und der einige Weg aller Lebewesen in eine neue Erde ist unser Ziel.

Die Produkte von delila® erhalten Sie in gut sortierten

- **Fachdrogerien**
- **Reformhäusern und**
- **Fachapotheken**

Sie finden Ihren nächstgelegenen Fachhändler im Händlerverzeichnis auf der Homepage „www.delila.at“.

Ausbildungen

Um möglichst viel davon weiter zu geben und Menschen in der Umsetzung dieses Weges zu schulen, bieten wir an der staatlich zertifizierten Akademie „Gesund&Sein“ und in unseren Instituten in ganz Österreich Ausbildungen zum zertifizierten delila® Berater, zum delila® Experten und zum diplomierten delila® Master an. Nach einschlägiger Erfahrung auf dem Gebiet kann man/frau sich zum Referenten für delila-Ausbildungen der Akademie schulen lassen.

Beschwerden und passende Mittel

A

Beschwerden	Lebensessenzen	Lebenssymbole
Abszesse	4	4, 3, 5
Aggressivität (auch Autoaggressivität)	4	4, 1, 6
AIDS	9	9, 7, 4, 6
Akne	4	4, 6, 8
Allergien allgemein	1, 4, 6	4, 6, 1
Allergische Nasenprobleme (z.B. Heuschnupfen)	2, 3	2, 3, 4
Älter werden (Probleme mit dem)	5, 10	5, 2, 6, 10
Alzheimer-Krankheit	9, 0	9, 2, 8, 0
Angst und Ängste (z.B. Prüfungs- und Versagensangst, Angst vor Tieren, Gewittern, Höhe, engen Räumen, usw.)	1, 11	1, 11, 4, 5
Angst vor dem „Durchdrehen“	4, 13	4, 1, 10, 13
Angst vor den eigenen Gefühlen	3, 12	3, 1, 6, 12
Anspannung (nervlich und körperlich)	1	1, 3, 5
Antriebsschwäche	7, 12	7, 12, 3, 2
Arteriosklerose	3	3, 5, 8
Arthritis	4, 12	4, 5, 9, 12
Asthma	1, 2	1, 2, 6, 11
Atemprobleme	3, 12	3, 1, 5, 12
Augenprobleme	8	8, 4, 3

delila®
ESSENZ DES LEBENS

B

Beschwerden	Lebensessenzen	Lebenssymbole
Bandscheibenprobleme	6, 8, 11	1, 6, 8, 11
Bauchkrämpfe	1, 13	1, 3, 4, 13
Bestätigung von außen wird immer wieder gebraucht	6, 11	6, 1, 9, 11
Bettnässen	1, 2, 11	1, 2, 4, 11
Beziehungsprobleme	4, 6, 12, 13	4, 6, 9, 12, 13
Bindegewebsschwäche	2, 12	2, 7, 8, 12
Blasenprobleme	1, 2, 5, 11	1, 2, 5, 11
Blutprobleme (wie z.B. verdicktes Blut – Schlaganfall)	2, 7	2, 3, 8
Bronchitis	4	4, 1, 2
Brüche (Knochen- und Gewebsbrüche)	3, 12	3, 4, 10, 12
Bulimie	4, 11	4, 6, 1, 11
Burn-Out-Syndrom	7, 0	7, 1, 5, 0
C		
Candida	6	6, 4, 9
Cellulite	4	4, 7, 6
Cholesterinprobleme	3	3, 1, 4
Chronischer Husten	5, 12	5, 2, 4, 12
Chronische Schmerzzustände	2, 10, 11	2, 5, 10, 11
Cushing-Syndrom	8	8, 1, 6
D		
Darmprobleme (spez. Verstopfung)	3, 5, 13	5, 3, 1, 13
Diabetes	2, 6, 13	2, 6, 5, 13

Beschwerden	Lebensessenzen	Lebenssymbole
Dickdarm (verschleimter)	8, 13	8, 5, 4, 13
Depression und depressive Verstimmung	2	2, 4, 6
Drogensucht	9, 11	9, 1, 6, 8, 11
Drüsenprobleme	5, 13	5, 6, 7, 13
Durchfall	1, 11	1, 4, 8, 11
Egozentrik	9, 0	9, 1, 6, 0
Einsamkeit	2, 4, 0	2, 4, 6, 0
Ekzeme	4, 11	4, 1, 6, 11
Empfindlichkeit	2	2, 3, 6
Entmutigung	2, 12	2, 7, 6, 12
Entscheidungsschwäche	6, 8, 12	6, 8, 1, 12
Enttäuschung, Bitterkeit	4, 13	4, 2, 5, 13
Entzündung, generell (-itis)	4	4, 1, 8
Epstein-Barr-Virus	7	7, 1, 6
Erbrechen	1	1, 5, 10
Erkrankungen des Knochenmarks	6, 0	6, 1, 9, 0
Erschöpfung (Ermüdung, Energiemangel)	2, 7, 12	2, 7, 3, 12
Fehler machen (immer die gleichen)	3, 10	3, 5, 1, 10
Festhalten (an Menschen oder Situationen, an Altem)	5, 11	5, 3, 11, 67

D

E

delila® ESSENZ DES LEBENS

F

Beschwerden	Lebensessenzen	Lebenssymbole
Faulheit	7	7, 12, 6
Fieberblasen	4	4, 1, 6
Fisteln	3	3, 1, 9
Frauenleiden (Endometriose, Dysmenorrhoe, Amenorrhoe, usw.)	6, 13	6, 13, 2, 9
Frau-Sein (akzeptiert ihr – nicht)	6, 13	6, 13, 4, 3
Freudlosigkeit	9, 0	9, 2, 7, 0
Gallensteine	3, 5	3, 5, 4
Geburt, Probleme während der	11, 13, 10	11, 13, 10
Gedanken und Verhaltensmuster (immer wiederkehrende)	1, 11	1, 3, 5, 11
Gedächtnisschwund	1, 0	1, 8, 9, 0
Gefühl der Sinnlosigkeit	9, 0	9, 2, 6, 0
Geistige Ermüdung	8	8, 1, 7
Gelenksprobleme	3	3, 12, 4, 5
Genitalprobleme	6, 12, 13	6, 2, 12, 13
Geschwülste (z.B. Zysten)	3, evtl. 13	3, 5, 6, 13
Gewächse	4	4, 6, 2
Gicht	4	4, 1, 9
Glauben an die Trennung von Persönlichkeit und Seele	9, 0	9, 1, 0

G

Beschwerden	**Lebensessenzen**	**Lebenssymbole**
Gleichgewichtsstörungen	8, 11	8, 3, 4, 11
Grausamkeit	9, 13, 0	9, 4, 6, 13, 0
Grübeln	2, 11	2, 1, 5, 11
Gürtelrose	1	1, 4, 5
Hämorrhoiden	2	2, 1, 4, 5
Heimweh	5, 0	5, 6, 1, 0
Hemmung, Aggressivität zu äußern	4	4, 1, 6
Hepatitis	4	4, 1, 3
Herzanfall	10, 0	10, 9, 1, 0
Herzjagen	5, 1	5, 1, 9
Herzprobleme allgemein	9, 0	9, 6, 1, 0
Immunschwäche	7, 0	7, 2, 3, 0
Innere Unruhe und Nervosität	1, 11	1, 4, 8, 11
Innerer und äußerer Stillstand	5, 11	3, 5, 7, 11
Juckreiz	4	4, 6, 1
Kinderwunsch	11, 12, 13	11, 12, 13
Koliken	4	4, 3, 8
Kolitis	5, 13	5, 4, 9, 13

K

L

M

Beschwerden	Lebensessenzen	Lebenssymbole
Konzentration (schlechte)	8	8, 1, 7
Koordination rechte und linke Gehirnhälfte	8, 11	8, 3, 5, 11
Kopfschmerzen	4, 10	4, 3, 1, 10
Kraftlosigkeit (Ausgelaugtheit)	7, 12	7, 2, 6, 12
Krampfadern	3, 13	3, 4, 2, 13
Krankheiten („unheilbare")	9, 0	9, 4, 10, 0
Krebs	9, 0	9, 4, 5, 6, 10, 0
Kreisende Gedanken	1, 11	1, 3, 5, 11
Kreuzschmerzen	8	8, 11, 12
Kummer	2	2, 5, 11
Lähmungen	3	3, 5, 2
Last (trägt die – anderer, will nicht zur – fallen)	6	6, 2, 8
Lebensfreude (fehlende)	2, 4, 9	2, 4, 9, 10
Liebe, Sehnsucht nach	2, 9, 0	2, 6, 9, 0
Liebeskummer	2, 5, 0	2, 5, 6, 9, 0
Lungenprobleme	2, 12	2, 1, 6, 12
Lymphprobleme	9, 0	9, 0, 2, 4
Macht- und Machbarkeitsdenken	9, 0	9, 4, 6, 0
Magenprobleme	1, 13	1, 6, 3, 13
Magersucht	1, 6, 11	1, 6, 11

Beschwerden	Lebensessenzen	Lebenssymbole
Mann-Sein (akzeptiert sein – nicht)	6, 12	6, 12, 7
Materialismus	9, 0	9, 0, 1, 3
Mauern aufbauen	3, 11	3, 1, 6, 11
Migräne	6, 13	6, 13, 2, 3
Merkfähigkeit (schlechte)	8, 11, 0	8, 1, 11, 0
Misstrauen	1, 6, 11	1, 3, 6, 11
Missbrauch, Probleme nach	11, 10, 12, 13	11, 10, 12, 13
Morbus Crohn	1, 13	1, 5, 6, 13
Morbus Parkinson	2	1, 9, 6
Müdigkeit	2, 12	2, 7, 6, 12
Multiple Sklerose	2, 12	2, 3, 1, 12
Nachtragend	2, 3, 11	2, 3, 4, 11
Nackenprobleme (z.B. Verhärtung)	5, 3	3, 1, 5
Nägelbeißen	4	4, 3, 6
Nasenprobleme (allergisch)	2	2, 6, 4
Nebenhöhlen-Probleme	4	4, 1, 5
Nervliche Anspannung, Nervosität	1	1, 5, 4
Neuralgien	6	6, 4, 5
Nierensteine	5, 12, 13	5, 3, 4, 12, 13
Nihilismus	9	9, 1, 3

delila®
ESSENZ DES LEBENS

Beschwerden	Lebensessenzen	Lebenssymbole
O		
Ödeme	5	5, 3, 6
Ohrensausen (Tinnitus)	9, 1	9, 1, 3, 5
Orientierungslosigkeit	8	8, 9, 2
Osteoporose	5,13	5, 6, 13, 2, 8
P		
Pessimismus	2, 3	2, 3, 1, 9
Pilzerkrankungen	5, 6	5, 6, 4
Prinzipienreiter	3, 11	3, 1, 5, 11
R		
Rachsucht	4	4, 6, 9
Rekonvaleszenz	7, 12	7, 2, 8, 12
Resignation	2, 13	2, 7, 9, 13
Rückenprobleme (Verhärtung, Versteifung)	3	3, 6, 5, 11
S		
Schilddrüsenüberfunktion	1, 13	1, 4, 6, 13
Schilddrüsenunterfunktion	2, 12	2, 6, 7, 12
Schilddrüsenprobleme (allgemein)	6	6, 2, 5
Schlafbedürfnis (übergroßes)	7	7, 1, 2
Schlaflosigkeit	1	1, 5, 4
Schlaganfall	3	3, 2, 5
Schüchternheit (unauffällig)	6, 12	6, 1, 7, 12
Schwindelgefühle	8	8, 1, 3

Beschwerden	**Lebensessenzen**	**Lebenssymbole**
Selbstmordgedanken	1, 10	1, 2, 10, 9, 0
Selbstzweifel, Selbstkritik (über-große)	6, 11	6, 1, 4, 11
Sorgen (sich ständig – machen)	1, 5, 11	1, 5, 9, 11
Sprachprobleme (mangelnde Wortfindung)	8, 12	8, 1, 6, 12
Sterbebegleitung	5, 10, 0	5, 10, 0, 9
Stillstand (innerer und äußerer)	5, 7, 12	5, 3, 7, 12
Stottern	3, 11	3, 1, 6, 11
Süchte	6, 11	6, 1, 11
Taubheit	9	9, 3, 5
Trauer	2	2, 5, 9
Trennung (nicht bewältigte)	2, 5, 0	2, 5, 4, 0
Tumore	3, 9	3, 4, 9, 10
Übergewicht	4, 5, 6, 13	4, 5, 6, 13
Unruhe (ständige innere -)	1, 11	1, 4, 9, 11
Untergewicht	1, 4, 6, 13	1, 4, 6, 13
Urvertrauen (mangelndes)	1, 11	1, 10, 11

S

T

U

delila
ESSENZ DES LEBENS

V

Beschwerden	Lebensessenzen	Lebenssymbole
Veränderungen (keine – wollen)	3, 13	3, 5, 1, 13
Vergangenheit, Trauer um die -	5, 11	2, 5, 11
Verlust der Lebensfreude	2, 11	2, 11, 9
Verstauchungen	3	3, 8, 10
Vertrauen (sich selbst nicht -)	6	6, 1, 9
Vertrauen (anderen, dem Leben nicht -)	1	1, 3, 6, 0
Verwirrung	8	8, 1, 9
Vorgeburtliche Schäden	11, 0	11, 0
Wechseljahrsbeschwerden	5, 6, 13	5, 6, 13
Wirbelverschiebungen, -säulenprobleme	5, 11, 0	5, 8, 6, 11, 0
Wochenbett (Probleme im)	11, 13	11, 13
Zahnprobleme (vor allem Fehl-stellungen)	8	8, 6, 1
Zurückgezogenheit	2, 0	2, 6, 1, 0
Zweifel	1, 9, 0	1, 9, 6, 0

W

Z

Danksagung

In tiefer Verbundenheit möchte ich allen Menschen danken, die meinen Lebensweg begleitet, mitgestaltet und bereichert haben, indem sie mir Familie, Freunde, Lehrer, Spiegel und wahre Seelengefährten waren und sind.

Einige davon haben mich eine lange Strecke des Weges begleitet, andere haben in einem Augenblick meine Seele zutiefst berührt und sind dann wieder aus meinem Leben verschwunden.

Jede dieser Erfahrungen war kostbar, die größte Liebe und auch der tiefste Schmerz, den ich erfahren durfte.

Ich danke meinen geistigen Begleitern und Führern, den wunderbaren Wesen der Natur, in inniger Liebe unserer gemeinsamen Mutter Erde und schließlich dem Höchsten in uns, das uns alle verbindet und alles ist, was ist.

Gloria in Excelsis Deo!

Impressum

Verleger und Herausgeber:
Gesund&Sein Verlag
Am Föhrensee 73
3452 Atzenbrugg/Trasdorf

Grafische Gestaltung:
Syscomedia Werbeagentur,
Ein Geschäftsbereich der Gesund&Sein GmbH
Werner-Kurt Mayrhuber

Text: Irmgard Gottschling
Layout und Grafik:
Werner-Kurt Mayrhuber
Fotos: iStockphoto, Florian Steinwender, Irmgard Gottschling

Druck: Mohorjeva Hermagoras
Adi-Dassler-Gasse 4
A-9073 Klagenfurt

Printed in AUSTRIA

Informationen und Bestellungen:
Verlag Gesund&Sein,
www.gesundundsein.at

Weitere Informationen zu delila:
www.delila.at